Gesundheitsförderung und Prävention

Kompaktreihe Gesundheitswissenschaften
Gesundheitsförderung und Prävention
Lotte Habermann-Horstmeier

Lotte Habermann-Horstmeier

Kompaktreihe Gesundheitswissenschaften

Gesundheitsförderung und Prävention

Kompakte Einführung und Prüfungsvorbereitung für alle interdisziplinären Studienfächer

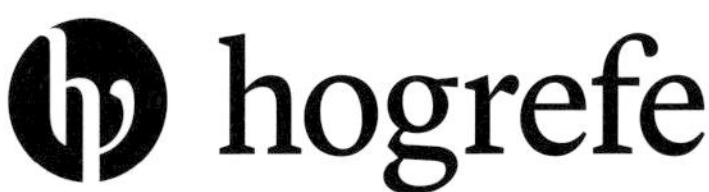

Korrespondenzadresse der Autorin:
Dr. med. Lotte Habermann-Horstmeier, MPH
Leiterin des Villingen Institute of Public Health (VIPH)
der Steinbeis-Hochschule Berlin
Klosterring 5
D 78050 Villingen-Schwenningen
E-Mail: Habermann-Horstmeier@viph-steinbeis.de
Internet: www.studium-public-health.de

Bibliografische Information der Deutschen Nationalbibliothek
Die Deutsche Nationalbibliothek verzeichnet diese Publikation in der Deutschen Nationalbibliografie; detaillierte bibliografische Daten sind im Internet über http://www.dnb.de abrufbar.

Anregungen und Zuschriften bitte an:
Hogrefe AG
Lektorat Gesundheit
Länggass-Strasse 76
3000 Bern 9
Schweiz
Tel: +41 31 300 45 00
E-Mail: verlag@hogrefe.ch
Internet: http://www.hogrefe.ch

Lektorat: Susanne Ristea
Bearbeitung: Elisabeth Dominik, Allendorf
Herstellung: René Tschirren
Umschlag: Claude Borer, Riehen
Satz: Claudia Wild, Konstanz
Druck und buchbinderische Verarbeitung: Finidr s. r. o., Český Těšín
Printed in Czech Republic

1. Auflage 2017

(E-Book-ISBN_PDF 978-3-456-95707-4)
(E-Book-ISBN_EPUB 978-3-456-75707-0)
ISBN 978-3-456-85707-7
http://doi.org/10.1024/85707-000

Inhalt

Mein herzlicher Dank geht an Prof. Dr. phil. Thomas Abel, PhD, Stellv. Direktor des Instituts für Sozial- und Präventivmedizin der Universität Bern [Schweiz], der die Arbeit an diesem Buch durch wertvolle Hinweise und Anregungen unterstützt hat.

Vorwort

Der vorliegende Band *Gesundheitsförderung und Prävention* ist der zweite Band einer neuen Reihe, die sich unter dem Titel *Kompaktreihe Gesundheitswesen* an ein breites Publikum im deutschsprachigen Raum wendet. Die wissenschaftlich fundierten, aktuellen, leicht verständlichen und gut illustrierten Texte bieten jeweils einen ersten Einstieg in ein abgegrenztes Gesundheitsthema. Praxisbezogene Fragen zum Ende jedes Kapitels erlauben es, die Textinhalte mit der eigenen Erfahrungswelt zu verknüpfen. Um diesen Transfervorgang zu unterstützen, finden sich am Ende des Buches ausführliche Lösungsvorschläge.

Die Grundlagentexte eignen sich zur Einführung in das jeweilige Thema sowie zum Repetieren und zur Prüfungsvorbereitung. Hierbei unterstützen die praxisbezogenen Fragen, aber auch das umfangreiche Glossar und die zahlreichen Verweise auf aktuelle Literatur- und Internetquellen. Als Adressaten kommen nicht nur Studierende im Gesundheitsbereich (z.B. in den verschiedensten Studiengängen von Public Health, Medizin, Gesundheitsökonomie, Versorgungsforschung, Pflegewissenschaften etc.) in Frage, sondern auch andere Interessenten ohne spezielle Fachkenntnisse, die beispielsweise ein bestimmtes Gesundheitsthema in ihrem Betrieb, ihrer Einrichtung oder Behörde voranbringen wollen. Aus Gründen der besseren Lesbarkeit wird im Buch bei personenbezogenen Bezeichnungen die im Deutschen übliche, meist männliche Form verwendet. Selbstverständlich sind damit jeweils Frauen und Männer gleichermaßen gemeint. Dies gilt insbesondere, da im Bereich der Gesundheitsberufe überwiegend Frauen tätig sind.

Themen dieses zweiten Bandes sind die Fragen

- Was ist *Gesundheitsförderung?*
- *Was ist Prävention?*
- *Worin unterscheidet sich Gesundheitsförderung von (Krankheits-)Prävention?*

Die Diskussion der Begriffe *Gesundheit* und *Krankheit* zeigt, dass es für Public-Health-Fachleute – anders als für Ärzte – in erster Linie darauf ankommt zu erkennen, was Menschen gesund hält, und nicht so sehr, was sie krank macht. Dieses Prinzip der *Salutogenese* findet sich auch in den wichtigsten aktuellen gesundheitspolitischen Konzepten, wie z.B. der *Ottawa-Charta*. Dass dies so ist, weist auf die Bedeutung von Gesundheitsförderung und Prävention für unsere Gesundheitssysteme und damit auch für die Gesundheit jedes einzelnen Menschen hin. In den folgenden Kapiteln werden dann die Begriffe *Gesundheitsförderung* und *Prävention* näher erläutert. Hierzu werden verschiedene Präventionsansätze vorgestellt und Grundbegriffe der Gesundheitsförderung (z.B. *Empowerment*,

Partizipation, *Setting* und *gesundheitliche Ungleichheit*) diskutiert. Anschließend werden die wichtigsten theoretischen *Modelle des Gesundheitsverhaltens* in die Praxis übersetzt. Unterschiedliche *Lebensstile* können dieses Gesundheitsverhalten maßgeblich beeinflussen. Sie sind Ausdruck einer zunehmend komplexeren Welt, in der – wie das Kapitel *Gesundheitskompetenz* zeigt – der Zugang zu den relevanten Gesundheitsinformationen immer wichtiger wird.

Villingen-Schwenningen, März 2017 Lotte Habermann-Horstmeier

Grundlagen und Fragen

1 Einführung

Dieses Buch soll

- Sie mit den grundlegenden Begriffen der Gesundheitsförderung und Prävention vertraut machen,
- Ihnen einen ersten Überblick über verschiedene Betrachtungsebenen im Hinblick auf Gesundheit und Krankheit geben,
- es Ihnen ermöglichen, die hier gelernten Begriffe und Konzepte in Ihr eigenes berufliches Tätigkeitsfeld zu transferieren, um später dort darauf zurückgreifen zu können.

1.1 Was ist Gesundheit? Was ist Krankheit?

Wie wichtig Gesundheit für uns ist, erkennen wir oft erst dann, wenn wir krank sind. Gesundheit ist jedoch nicht nur ein persönlicher Wert, sie ist auch für die Gesellschaft von großer Bedeutung. Kranke Menschen sind meist nicht in der Lage, zu arbeiten oder sich um ihre Angehörigen zu kümmern, sondern bedürfen selbst der Zuwendung. Nur dann, wenn eine Bevölkerung oder eine Bevölkerungsgruppe möglichst gesund ist, kann es dem entsprechenden Betrieb, der Gemeinde oder dem Staat gut gehen. Doch was ist Gesundheit? Und was ist Krankheit?

Dass wir nicht immer entweder gesund oder krank sind, zeigen die folgenden Beispiele:

1. Bei einem 40-jährigen Mann wird bei einer Vorsorgeuntersuchung ein Bluthochdruck diagnostiziert. Der Mann ist sehr überrascht, denn er fühlte sich bis jetzt völlig gesund.
2. Eine 30-jährige berufstätige Frau und Mutter von zwei Kleinkindern berichtet, dass sie sich seit Wochen schlapp und ausgelaugt fühlt. Immer wieder werde sie von heftigen Schwindelattacken heimgesucht, die von Herzrasen begleitet seien. Nach einer ausführlichen Untersuchung erklärt ihr ihre Hausärztin, dass sie völlig gesund sei.
3. Bei einer 55-jährigen Frau ist seit 15 Jahren ein Diabetes mellitus (Zuckerkrankheit) bekannt. Die Krankheit ist medikamentös sehr gut eingestellt, sodass sich die Frau „eigentlich" gesund fühlt.
4. Eine 16-jährige Schülerin hat in den letzten Monaten 8 kg an Gewicht verloren. Sie steht jeden Morgen um 5.00 Uhr auf, um vor dem Unterricht noch 6 km zu joggen. Bei den Mahlzeiten hat sie keinen Hunger und isst kaum etwas. Ihre Eltern machen sich wegen des Gewichtsverlusts große Sorgen. Sie fühlt sich jedoch wohl und leistungsfähig und versteht überhaupt nicht, warum ihre Eltern sie für krank halten.

5. Bei einem 12-jährigen Jungen treten trotz medikamentöser Behandlung in unregelmäßigen Abständen epileptische Anfälle auf. Zwischen den Anfällen fühlt sich der Junge völlig gesund.
6. Von einer 78-jährigen Frau ist seit Jahren bekannt, dass sie an einer beidseitigen Knie- und Hüftgelenksarthrose, einer Herzklappenverengung (Mitralstenose), einer chronischen Venenerkrankung und einer Fettleber leidet. Trotz dieser chronischen Erkrankungen fühlt sie sich zurzeit gesund.
7. In den 1960er Jahren wurde Homosexualität auch in Deutschland vielfach noch als Krankheit betrachtet. Die *American Psychiatric Association* (APA) führte Homosexualität bis 1974 in ihrem Krankheitskatalog. In der *International Classification of Diseases* (ICD) der Weltgesundheitsorganisation (WHO) wurde Homosexualität bis 1992 als Krankheit gelistet. Auch derzeit gibt es weltweit noch viele Staaten (z. B. in Afrika und Osteuropa), in denen Homosexualität als Krankheit betrachtet und/oder strafrechtlich verfolgt wird.
8. Ein 68-jähriger Mann hat seit einigen Monaten Probleme damit, eine ausreichende Erektion des Penis zu erzielen oder diese beizubehalten, sodass sein Sexualleben darunter leidet. In einer Zeitschrift hat er nun zu seinem Erstaunen gelesen, dass dies eine Krankheit ist und als „erektile Dysfunktion" bezeichnet wird.

Es hängt also anscheinend von der eingenommenen Perspektive ab, ob die Betroffenen gesund oder krank sind. Gesundheit und Krankheit sind damit beobachterabhängige **Konstrukte** (d. h. theoretische Begriffe, Gedankengebäude). Beobachter können dabei eine eher **objektivierende Sicht** (z. B. als Arzt) oder eine eher **subjektivierende Sicht** (z. B. als Betroffener oder Angehöriger) einnehmen. Da sie nicht direkt messen können, ob ein Mensch gesund oder krank ist, versuchen sie diese Einordnung anhand von körperlichen, psychischen oder auch sozialen Symptomen (Krankheitszeichen) vorzunehmen.

Die oben angeführten Beispiele geben Hinweise darauf, dass es nicht nur die beiden Zustände **Gesundheit** und **Krankheit** gibt, sondern auch zahlreiche Stufen dazwischen (s. Abbildung 1-1). Sie machen darauf aufmerksam, dass psychische und soziale Faktoren Einfluss darauf haben, ob wir uns krank oder gesund fühlen. Die Beispiele zeigen auch, dass nicht nur der Körper, sondern auch die Psyche krank sein kann, und dass oft auch gesellschaftliche Einflüsse, Konventionen, Werte und Normen darüber bestimmen, was wir als Krankheit bezeichnen. Darüber hinaus zeigen sie, dass sich der Krankheitsbegriff und das, was als eine Krankheit bezeichnet wird, auch im Laufe der Zeit ändern können.

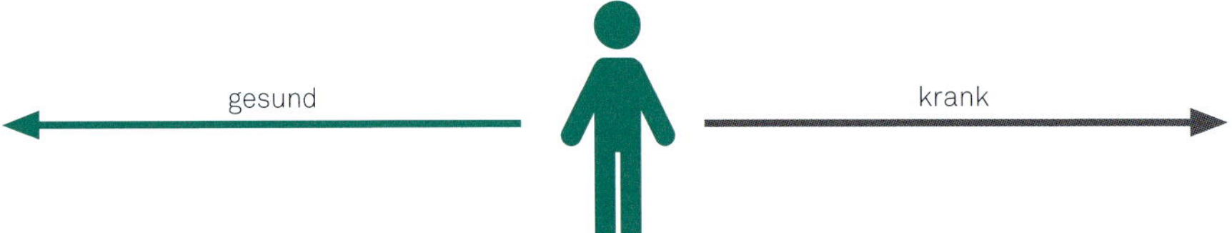

Abbildung 1-1: Es gibt nicht die beiden Zustände *Gesundheit* und *Krankheit*, sondern immer ein „Mehr oder Weniger" an Gesundheit bzw. Krankheit. Jeder Mensch bewegt sich ständig zwischen den Polen *Gesundheit* und *Krankheit*, er ist also immer mehr oder weniger krank bzw. mehr oder weniger gesund.

Die Sichtweisen der Medizin und der betroffenen Menschen bzw. ihrer Angehörigen sind in der Regel Sichtweisen, die sich auf Individuen beziehen. Krankheit und Gesundheit lassen sich darüber hinaus jedoch auch auf der Ebene der Bevölkerung betrachten. Dies entspricht der Betrachtungsweise von **Public Health.**

Neben den hier angesprochenen Sichtweisen von Gesundheit und Krankheit gibt es noch zahlreiche andere Konzepte und Modelle. Besondere Bedeutung für das Fach Public Health haben die Konzepte der **Pathogenese** und der **Salutogenese,** die nun anschließend näher betrachtet werden.

Aufgabe 1

Formulieren Sie bitte drei weitere Beispiele, durch die verschiedene Sichtweisen auf Gesundheit bzw. Krankheit deutlich werden.

1.1.1 Pathogenese

Die Diskussion darüber, was Krankheit und was Gesundheit ist, gehört zu den zentralen Themen von Public Health. Wie bereits oben angesprochen, gibt es dabei verschiedene Sichtweisen. Von besonderer Bedeutung in Public Health sind die Sichtweisen, die mit Hilfe der Begriffe „Pathogenese" und „Salutogenese" umschrieben werden. Anders als beim Salutogenese-Modell (s. Kap. 1.1.2) liegt dem Pathogenese-Begriff jedoch kein einheitliches Konzept zugrunde.

Der Begriff **Pathogenese** bezeichnet ganz allgemein die Entstehung und Entwicklung einer Krankheit. In der westlichen Welt entwickelte sich in den letzten Jahrhunderten – insbesondere aber seit der Mitte des 19. Jahrhunderts – eine naturwissenschaftlich dominierte Medizin, die auf den Erkenntnissen der griechisch-römischen Antike (geprägt v.a. durch *Hippokrates*[1] bzw. *Galenus*[2]), der arabischen Medizin (geprägt u.a. durch *Avicenna*[3]) und den ab der frühen Neuzeit gewonnenen empirischen Erkenntnissen zur Anatomie und Physiologie des Menschen basiert. Dies wirkte sich auch maßgeblich auf unsere Sichtweise von Krankheit und Gesundheit aus. Das heute überwiegend in der medizinischen Praxis angewandte pathogenetische Konzept („biomedizinisches Krankheitsmodell") beschäftigt sich damit, welche Vorgänge zu Krankheiten führen und untersucht mögliche Risikofaktoren, die die Entstehung von Krankheiten beeinflussen. Es betrachtet dabei Veränderungen auf verschiedenen Ebenen des Körpers, insbesondere an Organen, Geweben und Zellen. Dabei geht es davon aus, dass normalerweise ein Fließgleichgewicht (s. unten) innerhalb einer Zelle, eines Organs oder im Organismus besteht **(Homöostase)**.

1 Hippokrates von Kos (ca. 460 v. Chr. – ca. 370 v. Chr.).
2 Galenos von Pergamon (130 n. Chr. – ca. 200 oder 215 n. Chr.).
3 Abū Alī al-Husain ibn Abdullāh ibn Sīnā (ca. 980 n. Chr. – 1037 n. Chr.).

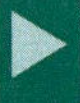

Definition „Fließgleichgewicht“

In diesem Zusammenhang versteht man unter dem Begriff „Fließgleichgewicht“ einen Zustand, bei dem ständig Substanzen in eine Zelle oder in ein anderes biologisches System ein- bzw. ausströmen oder auch infolge von biochemischen Reaktionen verschwinden bzw. hinzukommen. Insgesamt bleibt die Menge der Substanzen im System jedoch in etwa konstant.

Abweichungen von diesem definierten Normalzustand des Körpers werden als **Krankheiten** interpretiert. Krankheiten haben dabei spezifische Ursachen. Sie können z.B. durch Bakterien (Infektionskrankheiten) oder Gewalteinwirkungen (Verletzungen) hervorgerufen werden oder aber auch multifaktoriell bedingt sein. In solch einem Fall sind viele Faktoren an ihrer Entstehung beteiligt (wie z.B. bei der Arteriosklerose oder der Zuckerkrankheit). Sind diese Ursachen bekannt, dann können die entsprechenden Krankheiten auch kausal (und nicht nur symptomatisch; s. unten) behandelt werden.

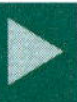

Definitionen „kausal“ und „symptomatisch“

Wird eine Krankheit kausal (von lat. *causa* = Ursache) behandelt, so werden ihre Ursachen therapiert. *Beispiel:* Gabe eines Antibiotikums bei einer bakteriellen Infektion.

Wird eine Krankheit dagegen symptomatisch behandelt, so werden nur ihre Symptome therapiert, nicht aber ihre Ursachen.

Beispiel: Gabe eines fiebersenkenden Medikaments bei einer fieberhaften Virusinfektion.

Innerhalb des „biomedizinischen Krankheitsmodells“ wurde lange Zeit strikt zwischen körperlichen und psychischen Erkrankungen unterschieden. Grundlage waren hierbei die Vorstellung des Philosophen, Mathematikers und Naturwissenschaftlers *René Descartes* (1596–1650), für den Materie (Körper) und Geist zwei getrennte, miteinander wechselwirkende Einheiten waren (s. Abbildung 1-2).

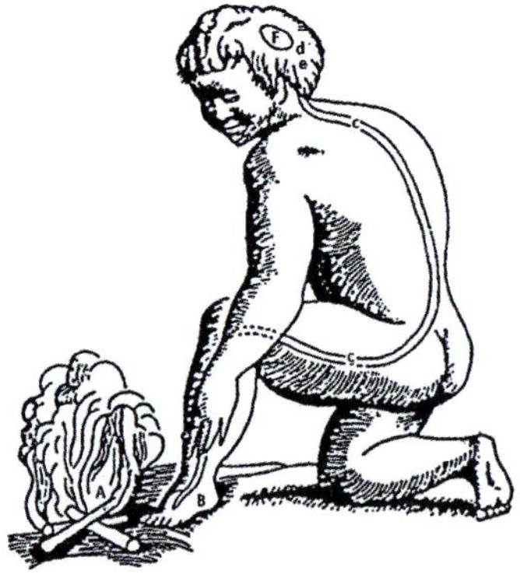

Abbildung 1-2: Illustration von René Descartes (1596–1650). Sie verdeutlicht, dass eine Reizung des Fußes, ausgelöst durch die Hitze des Feuers, über Nervenbahnen zum Gehirn weitergeleitet wird. Dort kommt es zu einer Interaktion mit dem Geist, woraufhin ein Schmerzerleben eintritt. Quelle: s. Linkverzeichnis [1] in Kap. 13.

Obwohl sich dieses „biomedizinische Krankheitsmodell“ in den letzten hundert Jahren bei vielen Erkrankungen als überaus erfolgreich erwiesen hat, wurden zunehmend auch Defizite sichtbar. Insbesondere bei den multifaktoriell bedingten chronischen Erkrankungen und den psychischen Krankheiten zeigte sich immer deutlicher, dass auch das individuelle Verhalten ebenso wie soziodemografische Faktoren (s. unten) bedeutende Anteile an der Entstehung dieser Krankheiten haben. Eine kausale Therapie kann in diesem Fall nur das „Drehen an einer oder mehreren Stellschrauben“ bedeuten, ohne dass das Gesamtbild der Erkrankung damit vollständig erfasst wird. Es gibt daher auch im Rahmen des „biomedizinischen Krankheitsmodells“ Bestrebungen, der Gesundheitsförderung mehr Bedeutung beizumessen. Für die Vertreter des pathogenetischen Ansatzes bedeutet dies, das Auftreten möglicher Risikofaktoren einer Krankheit zu verhindern oder diese in ihrer Ausprägung abzuschwächen.

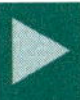

Definition „Soziodemografische Faktoren“

Soziodemografische Faktoren sind z. B. Alter, Geschlecht, Familienstand, soziale Herkunft, Migrationshintergrund, Beruf, Bildung, Einkommen etc. Mit ihrer Hilfe lässt sich die Bevölkerungsstruktur eines umschriebenen Gebietes (z.B. eines Staates, einer Stadt, einer Gemeinde) darstellen.

Als **Risikofaktoren** bezeichnet man in der Medizin Faktoren, die dazu beitragen, dass eine bestimmte Krankheit mit einer erhöhten Wahrscheinlichkeit auftritt. Solche Faktoren können in den physiologischen oder anatomischen Eigenschaften eines Menschen liegen oder in seiner genetischen Prädisposition (s. unten).

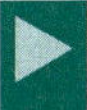

Definition „Genetische Prädisposition“

Genetisch bedingte Anfälligkeit dafür, dass sich eine bestimmte Krankheit ausbildet. In vielen Fällen müssen noch weitere Faktoren (z. B. Umwelteinflüsse) hinzukommen, damit eine genetische Prädisposition zum Tragen kommt.

Weitere wichtige Risikofaktoren sind Umwelteinflüsse bzw. umweltbezogene Einflüsse (z. B. Ernährung, Schadstoffbelastung, soziale Verhältnisse). Das pathogenetisch geprägte **Risikofaktorenmodell** spielt im Bereich der Epidemiologie, einer der Basisdisziplinen von Public Health, eine zentrale Rolle. Dort ist es u. a. die Grundlage für die Durchführung von Früherkennungs- und Screening-Maßnahmen (s. unten).

Definition „Screening“

Als Screening bezeichnet man die Untersuchung von ausgewählten Bevölkerungsgruppen mit Hilfe eines Siebtests. Das systematische Testverfahren soll Personen herausfiltern, die bestimmte Eigenschaften aufweisen. So werden zum Beispiel in Deutschland Frauen zwischen 50 und 70 Jahren zum Mammografie-Screening eingeladen. Das hierbei angewandte systematische Testverfahren ist die Mammo-

> grafie, ein bildgebendes Röntgenverfahren. Ziel der Mammografie-Untersuchung ist es, Brustkrebsveränderungen schon in einem möglichst frühen Stadium zu entdecken. Es sollen also Frauen mit Brustkrebs in einem Frühstadium herausgefiltert werden, damit sie frühzeitig therapiert werden können.

Anders als das Rahmenkonzept der Salutogenese (s. Kap. 1.1.2) wurde der pathogenetische Ansatz von der Medizin lange Zeit kaum theoretisch hinterfragt, da er ja in der Praxis erfolgreich war. Noch heute spielt die Theorie der Humanmedizin innerhalb der Ärzteausbildung nur eine untergeordnete oder gar keine Rolle, obwohl mittlerweile auch hier Vordenker wie *Thure von Uexküll* (1908–2004; Mitbegründer der psychosomatischen Medizin) Denkmodelle erarbeitet haben, die versuchen, Erkenntnislücken beim pathogenetischen Modell z. B. durch das Einbeziehen von psychosozialen Komponenten zu schließen.

Aufgabe 2

a) Welche Erfahrungen haben Sie bisher mit dem pathogenetischen Ansatz der Betrachtung von Krankheit und Gesundheit gemacht? Schildern Sie ein Beispiel, an dem die Möglichkeiten und Grenzen dieses Ansatzes deutlich werden.
b) Welche Risikofaktoren sehen Sie, die auf die Beschäftigten in Ihrem Betrieb/Ihrer Institution/Ihrer Hochschule einwirken und zur Entstehung von Erkrankungen beitragen können?

1.1.2 Salutogenese

Anders als der pathogenetisch geprägte Ansatz der Biomedizin, der von zwei sich gegenüber stehenden und sich ergänzenden (dichotomen) Begriffen „Gesundheit“ und „Krankheit“ ausgeht, fragt das Konzept der Salutogenese nicht danach, warum ein Mensch krank wird, sondern was ihn gesund erhält. Es lenkt den Blick weg von Faktoren, die bei der Krankheitsentstehung eine Rolle spielen, hin zu den **Protektivfaktoren**[4] und **Ressourcen,** die einen Menschen gesund halten.

Der Begriff der **Salutogenese** wurde in den 1970er Jahren durch den Medizinsoziologen *Aaron Antonovsky* (1923–1994) geprägt. Für Antonovsky sind Gesundheit und Krankheit Extrempole oder Endpunkte auf einer Linie – einem Kontinuum. Antonovsky bezeichnet es auch als **HEDE-Kontinuum**, abgeleitet von den Endpunkten „**H**ealth-**E**ase“ und „**D**is-**E**ase“[5]. Zwischen diesen Endpunkten liegen unzählige mögliche Zwischenstufen, die unterschiedliche Zustände des Wohlbefindens beschreiben. Gleichzeitig verändert sich der Gesundheitszustand eines Menschen im Verlauf seines Lebens ständig (Zustand

4 von *protektiv:* schützend, als Schutz dienend.
5 Dis-Ease = *disease* (engl.) = Krankheit; Health-Ease = von *health* (engl.) = Gesundheit.

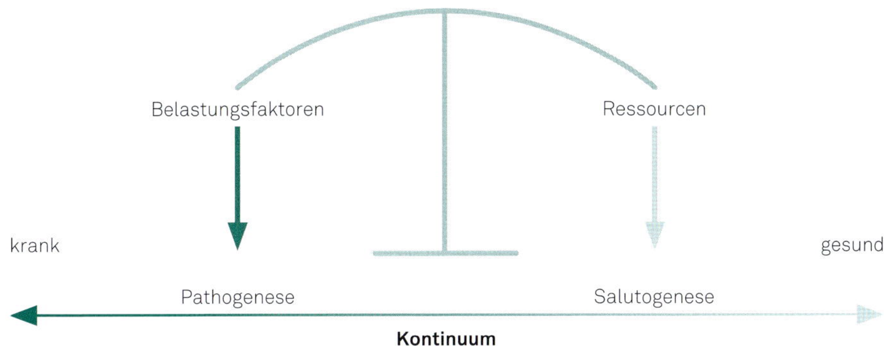

Abbildung 1-3: Einwirkung von Belastungsfaktoren und Widerstandsressourcen auf das HEDE-Kontinuum zwischen den Endpunkten „Gesundheit" und „Krankheit" nach Antonovsky. Je mehr Belastungsfaktoren auf den Menschen einwirken, desto mehr neigt sich das heterostatische Gebilde in Richtung „Krankheit". Je mehr Widerstandsressourcen vorhanden sind, desto mehr neigt es sich in Richtung „Gesundheit". Die Begriffe Pathogenese und Salutogenese bezeichnen dabei den Prozess des Strebens in Richtung Krankheit (Pathogenese) bzw. Gesundheit (Salutogenese).

der **Heterostase**[6]; s. Abbildung 1-3). Nach Antonovsky sind Krankheiten damit ein normaler Lebensbestandteil. Wir sind hiernach also nicht in der Regel gesund und nur im Ausnahmefall krank, sondern bewegen uns auf dem beschriebenen Kontinuum hin und her und sind damit immer **mehr oder weniger krank bzw. gesund.**

Antonovskys Rahmenkonzept der Salutogenese basiert dabei auf drei zentralen Elementen:

- den **Widerstandsressourcen** (z.B. in Form von Coping-Strategien, s. unten), über die eine Person verfügt und mit deren Hilfe sie mögliche krankmachende Stressoren in Schach halten kann
- dem **Kohärenzsinn** (*Sense of Coherence* = SOC), mit dessen Hilfe sie die Zusammenhänge des Lebens versteht, ihnen einen Sinn zuweist und dabei die Überzeugung gewinnt, das eigene Leben gestalten zu können
- den **gesellschaftlichen Voraussetzungen und Ressourcen** (z.B. Frieden, eine hinreichende Versorgungslage etc.); individuelle Widerstandsressourcen können sich nur auf dieser Basis entwickeln und dann dementsprechend eingesetzt werden

Definition „Coping-Strategien"
Bewältigungsstrategien; Strategien, mit deren Hilfe man bedeutsame und/oder als schwierig empfundene Lebensereignisse bewältigen kann; von *to cope with* (engl.): bewältigen, überwinden.

6 Antonovsky verwendet hier den Begriff der Heterostase als Gegenbegriff zur Homöostase. Er beschreibt damit ein aktives, sich ständig in Bewegung befindliches, sich selbst regulierendes Geschehen.

Da ständig äußere Stressoren auf den Organismus einwirken, ist er dauernd Veränderungen ausgesetzt. Im Rahmen der Auseinandersetzungen mit diesen Stressoren bedarf es einer kontinuierlichen Anpassungsleistung, damit ein Mensch möglichst gesund bleibt. Es ist aus salutogenetischer Sicht also wichtig, mit Hilfe von Widerstandsressourcen auf dem beschriebenen HEDE-Kontinuum möglichst nahe an den Endpunkt **Gesundheit** zu gelangen. Menschen verfügen in unterschiedlichem Ausmaß über Widerstandsressourcen. Zum einen sind dies individuelle Ressourcen, wie z. B. Selbstvertrauen, Problemlösefähigkeit, Kooperationsfähigkeit, Lernbereitschaft, soziale Kompetenz sowie körperliche und geistige Fähigkeiten. In diesen Bereich gehören auch die eigenen finanziellen Ressourcen. Zum anderen können Widerstandsressourcen auch auf der gesellschaftlichen Ebene liegen. Ein Beispiel hierfür ist ein gut funktionierendes familiäres oder freundschaftliches Umfeld, in dem man sich geborgen fühlt, aber auch gute Chancen auf einen Arbeitsplatz, eine gute Schulausbildung, eine gute Gesundheitsversorgung etc.

Bei Menschen, die schon häufiger belastende Situationen erfolgreich bewältigt haben, nimmt der Kohärenzsinn zu. Sie können erfolgreich mit Stressoren umgehen. Je bessere soziale Voraussetzungen/Bedingungen eine Person hat und je stärker der Kohärenzsinn bei einer Person ausgeprägt ist, desto besser gelingt es ihr, gesund zu bleiben. Ein geringer Kohärenzsinn kann nach Antonovsky z. B. zur Entwicklung von psychischen oder psychosomatischen Erkrankungen beitragen. Auf der anderen Seite wirkt es sich förderlich auf die Gesundheit aus, wenn ein Mensch über angemessene Bewältigungsstrategien (Coping-Strategien) in Verbindung mit einem starken Kohärenzsinn verfügt.

Gesundheitsförderungsstrategien im Bereich Public Health beziehen sich in vielen Fällen auf das Salutogenese-Modell von Antonovsky. Sie zielen darauf ab, gesellschaftliche und individuelle Ressourcen zu stärken und unterscheiden sich damit entscheidend von der pathogenetisch orientierten medizinischen Betrachtungs- und Vorgehensweise. Allerdings ist das Salutogenese-Modell nicht unumstritten. So wird z. B. gesagt, es liefere keine ausreichende Erklärung dafür, inwiefern auch soziale Strukturen oder genetische Faktoren den Kohärenzsinn beeinflussen. Darüber hinaus betrachte es nur das körperliche Wohlbefinden und festige damit die willkürliche Trennung von Körperlichem und Seelischem. Auch fehle dem Modell eine Verankerung im Bereich der Stressphysiologie und der Emotionstheorie.

Die hier beschriebenen Modelle der Pathogenese und der Salutogenese sind aus Public-Health-Sicht die derzeit wichtigsten Konzepte zur Betrachtung von Krankheit und Gesundheit. Sie dienen vielen gesundheitspolitischen Konzepten (s. Kap. 2) als Grundlage. Darüber hinaus gibt es jedoch noch zahlreiche weitere Modelle, die Gesundheit und Krankheit aus anderen Perspektiven betrachten, wie etwa das Konzept der **Resilienz** (s. unten).

Definition „Resilienz-Konzept“

Das Resilienz-Konzept (von resilire (lat.) = zurückspringen, abprallen) beschäftigt sich ähnlich wie das Salutogenese-Modell mit der Fähigkeit, Krisen mithilfe von persönlichen bzw. sozial vermittelten Ressourcen zu meistern und damit persönlich zu reifen.

Aufgabe 3

a) Wenden Sie bitte das Salutogenese-Modell von Aaron Antonovsky auf die unterschiedlichen Lebensabschnitte eines konkreten, Ihnen näher bekannten Menschen an.
b) Beschreiben Sie ein konkretes Beispiel für eine ressourcenstärkende Strategie im Rahmen der von Ihnen für Ihren Betrieb/Ihre Institution/Ihre Hochschule geplanten Maßnahmen der *Betrieblichen Gesundheitsförderung* und erläutern Sie dabei den Bezug zum Salutogenese-Modell.

2 Gesundheitspolitische Konzepte

Bereits im Jahr 1922 formulierte der deutsche Sozialhygieniker *Adolf Gottstein* (1857–1941) in einem Vortrag eine Reihe von Zukunftsaufgaben, die er der öffentlichen Gesundheitspflege zuordnete. Hierzu gehörten für ihn v. a. die „Fortführung des Kampfes gegen die akuten und chronischen ansteckenden und gemeingefährlichen Krankheiten von der Form der Volksseuchen", die „Eingliederung der sozialen Hygiene in die einheitliche, in ihren Grundauffassungen rein naturwissenschaftlich orientierte öffentliche Gesundheitspflege" und die „Vertiefung des Begriffs der Vorbeugung vom Standpunkt der öffentlichen Gesundheitspflege". Darüber hinaus forderte er eine neue Definition des Gesundheitsbegriffes. Er sah die Aufgabe der öffentlichen Gesundheitspflege in der Vorbeugung von „Gefahren, die ganze Gruppen der Gesellschaft gemeinsam bedrohen und gegen die der Einzelne machtlos ist" und bezog sich dabei „auf lange Zeiträume". Seiner Ansicht nach brauchte es dazu jedoch eine tiefe Verankerung dieser Ideen in der Politik und in der Gesellschaft, „nicht durch gesetzliche Bestimmungen allein und noch weniger durch polizeilichen Zwang ...". Doch erst nach der Katastrophe des Zweiten Weltkriegs versuchte man auch auf internationaler Ebene – neben dem vorrangigen Ziel der Friedenssicherung – die Idee der internationalen Gesundheitspflege politisch zu verankern.

2.1 Gesundheit als Menschenrecht

Schon bald nach dem Zweiten Weltkrieg fand in New York eine internationale Gesundheitskonferenz (International Health Conference, 19.06.–22.07.1946) statt, an der Gesandte von insgesamt 61 Staaten teilnahmen. Initiatoren waren Vertreter aus Norwegen, China und Brasilien. Sie erarbeiteten gemeinsam eine Verfassung für eine noch zu gründende **Weltgesundheitsorganisation** (World Health Organization, WHO). Die WHO wurde dann im Jahr 1948 als Sonderorganisation der Vereinten Nationen (United Nations, UN) gegründete. Sie befasst sich in erster Linie mit internationalen Gesundheitsfragen und Fragen der öffentlichen Gesundheit (Public Health). Ihr Sitz ist in Genf (Schweiz; s. Abbildung 2-1).

Die **WHO-Verfassung** wurde von der Schweiz und Österreich bereits im Jahr 1947 ratifiziert. In beiden Ländern trat sie am 07.04.1948 in Kraft. Aufgrund der Nachkriegssituation konnte sie in Deutschland erst am 29.05.1951 in Kraft treten. In der Präambel der WHO-Verfassung findet sich die häufig zitierte und kritisierte Definition des Begriffs **Gesundheit:**

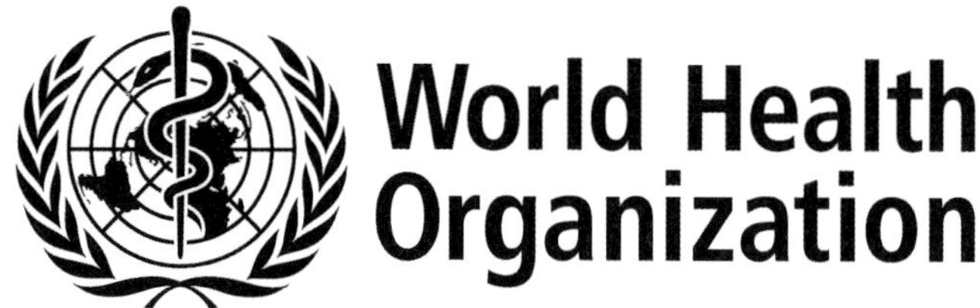

Abbildung 2-1: Logo der Weltgesundheitsorganisation (WHO). Mit freundlicher Genehmigung der World Health Organization, Department of Knowledge Management and Sharing, Genf. Quelle: s. Linkverzeichnis [2] in Kap. 13.

> „Health is a state of complete physical, mental and social well-being and not merely the absence of disease or infirmity."
> (Deutsche Übersetzung: „Gesundheit ist ein Zustand des vollständigen körperlichen, geistigen und sozialen Wohlergehens und nicht nur das Fehlen von Krankheit oder Gebrechen.")

Neben dieser in den Folgejahren heftig umstrittenen Definition (vgl. Kap. 1.1) enthält die WHO-Verfassung schon wesentliche Elemente von Gesundheitsförderung und Prävention, die auch heute noch als wichtige Bestandteile von Public Health angesehen werden. Hiernach ist Gesundheit ein allgemeines, globales Menschen- und Grundrecht. Jede Diskriminierung in gesundheitlicher Hinsicht aufgrund von Unterschieden in Rasse, Religion, Politik, politischer Anschauung, wirtschaftlicher oder sozialer Stellung soll ausgeschlossen werden (vgl. Kap. 5). Darüber hinaus fordert sie eine aufgeklärte öffentliche Meinung und eine tätige Mitarbeit der Bevölkerung, um das Ziel eines verbesserten Gesundheitszustands der Bevölkerung zu erreichen (vgl. Kap. 4.3).

Parallel dazu verfolgte man international den Ansatz, das Thema **Gesundheit** auch in die Charta der Vereinten Nationen (1945) mit einfließen zu lassen. Dies war ein erster Schritt im Hinblick auf das spätere Ziel, Gesundheit als Menschenrecht zu verankern. Ein weiterer Schritt in diese Richtung war die Verkündung der **Allgemeinen Erklärung der Menschenrechte**, wo es in Artikel 25 heißt:

> „Jeder hat das Recht auf einen Lebensstandard, der ihm und seiner Familie Gesundheit und Wohl gewährleistet, einschließlich Nahrung, Kleidung, Wohnung, ärztliche Versorgung und notwendige soziale Leistungen, sowie das Recht auf Sicherheit im Falle von Arbeitslosigkeit, Krankheit, Invalidität oder Verwitwung, im Alter sowie bei anderweitigem Verlust seiner Unterhaltsmittel durch unverschuldete Umstände."

Diese am 10. Dezember 1948 verabschiedete Resolution der Generalversammlung der Vereinten Nationen war jedoch für die UN-Mitgliedstaaten nicht unmittelbar bindend.

Erst der **UN-Sozialpakt** (Internationaler Pakt über wirtschaftliche, soziale und kulturelle Rechte) aus dem Jahr 1966 (Inkrafttreten: 03.01.1976) verankerte das Recht aller

Menschen auf den besten erreichbaren körperlichen und geistigen Gesundheitszustand in einem völkerrechtlichen Vertrag. Der Vertrag wurde bisher von 160 Staaten ratifiziert (BR Deutschland: 23.12.1973; Österreich: 10.09.1978; Schweiz: 18.09.1992).

Hier heißt es in Artikel 12:

> „1. The States Parties to the present Covenant recognize the right of everyone to the enjoyment of the highest attainable standard of physical and mental health.
> 2. The steps to be taken by the States Parties to the present Covenant to achieve the full realization of this right shall include those necessary for:
> (a) the provision for the reduction of the stillbirth-rate and of infant mortality and for the healthy development of the child;
> (b) the improvement of all aspects of environmental and industrial hygiene;
> (c) the prevention, treatment and control of epidemic, endemic, occupational and other diseases;
> (d) the creation of conditions which would assure to all medical service and medical attention in the event of sickness."

In der Folge verabschiedeten die WHO-Mitgliedstaaten auf der **51. Weltgesundheitsversammlung** in Genf (1998) diese Erklärung:

> „Wir, die Mitgliedstaaten der Weltgesundheitsorganisation (WHO), bekräftigen unsere Verpflichtung auf das in der WHO-Satzung verankerte Prinzip, dass es zu den Grundrechten eines jeden Menschen gehört, sich der bestmöglichen Gesundheit erfreuen zu können, und damit bekräftigen wir zugleich die Würde und den Wert einer jeden Person und die für alle geltenden gleichen Rechte, aber auch das Prinzip, dass alle die gleichen Pflichten und Verantwortlichkeiten für die Gesundheit haben.
> Wir erkennen an, dass die Verbesserung der Gesundheit und des Wohlergehens der Menschen das Endziel der sozialen und wirtschaftlichen Entwicklung darstellt ..."

Wie vom **UN-Sozialausschuss** im Jahr 2000 klargestellt wurde, bedeutet das Recht auf Gesundheit allerdings nicht das individuelle Recht darauf, gesund zu sein. Es schließt jedoch das Recht ein, über die eigene Gesundheit und den eigenen Körper selbst bestimmen zu können (einschließlich der sexuellen und reproduktiven Freiheit), sowie das Recht, nicht misshandelt und nicht ohne Einwilligung medizinischer Behandlung oder medizinischen Versuchen unterzogen zu werden. Darüber hinaus beinhaltet es den Anspruch auf einen chancengleichen Zugang zu einem Gesundheitssystem, das den Menschen ein höchstmögliches Maß an Gesundheit ermöglicht:

> „The right to health is not to be understood as a right to be healthy. The right to health contains both freedoms and entitlements. The freedoms include the right to control one's health and body, including sexual and reproductive freedom, and

> the right to be free from interference, such as the right to be free from torture, non-consensual medical treatment and experimentation. By contrast, the entitlements include the right to a system of health protection which provides equality of opportunity for people to enjoy the highest attainable level of health.“

Parallel zu den auf internationaler Ebene stattfindenden Diskussionen um den **Gesundheitsbegriff** und das **Recht auf Gesundheit** formierte sich seit dem Ende der 1970er Jahre weltweit eine neue, öffentliche Gesundheitsbewegung. Ihr Einfluss auf die internationale Diskussion fand u.a. auch Ausdruck in einer Abfolge von **WHO-Gesundheitskonferenzen** (s. Tabelle 2–1).

Tabelle 2–1: Wichtige Strategien/Programme/Konferenzen der letzten Jahrzehnte im Bereich Gesundheitsförderung.

Datum	Ort	Strategien/Programme/Konferenzen
1978	Alma-Ata	International Conference on Primary Health Care, 06.–12.09.1978
1979/ 1984		Globale Strategie/Europäische Regionalstrategie „Gesundheit für alle bis zum Jahr 2000“
1986	Ottawa	1. Internationale Konferenz zur Gesundheitsförderung, 17.–21.11.1986
1988	Adelaide	2. Internationale Konferenz zur Gesundheitsförderung, 05.–09.04.1988
1991	Sundsvall	3. Internationale Konferenz zur Gesundheitsförderung, 09.–19.06.1991
1992		Our Planet, our Health – Bericht über die Weltgesundheitslage
1993		Globale Strategie für Umwelt und Gesundheit
1997	Jakarta	4. Internationale Konferenz zur Gesundheitsförderung, 21.–25.07.1997
1998	Genf	51. Weltgesundheitsversammlung
1998		Globale Strategie/Neue Europäische Politik „Gesundheit für alle/Gesundheit 21“
2000	Mexiko Stadt	5. Internationale Konferenz zur Gesundheitsförderung, 05.–09.06.2000; Rahmen für nationale Aktionspläne
2005	Bangkok	6. Internationale Konferenz zur Gesundheitsförderung, 07.–11.07.2005; Gesundheitsförderung in einer globalen Welt
2007	Vancouver	19. IUHPE Weltkonferenz zur Gesundheitsförderung, 11.–15.06.2007
2009	Nairobi	7. Internationale Konferenz zur Gesundheitsförderung; 26.–30.10.2009; Closing the Implementation Gap in Health Promotion
2010	Genf	20. IUHPE Weltkonferenz der Gesundheitsförderung, 11.–15.07.2010
2013	Helsinki	8. Internationale Konferenz zur Gesundheitsförderung; 10.–14.06.2013; Health in all policies
2013	Pattaya	21. IUHPE Weltkonferenz der Gesundheitsförderung, 25.–29.08.2013
2016	Shanghai	9. Internationale Konferenz zur Gesundheitsförderung; 21.–24.11.2016; Health and Health Equity

Im Mittelpunkt dieser Konferenzen standen zentralen Begriffe und Ziele von Public Health. So geht etwa die heute allgemein verwendete Definition der Gesundheitsförderung auf die **1. Internationale Konferenz zur Gesundheitsförderung** in Ottawa zurück (s. Kap. 2.2).

Aufgabe 4

a) Diskutieren Sie die Gesundheits-Definition der WHO (1948) vor dem Hintergrund dessen, was Sie in Kap. 1 gelernt haben. Informieren Sie sich darüber, warum diese Definition noch immer heftig umstritten ist.
b) Ist Gesundheit ein einklagbares individuelles Menschenrecht? Suchen Sie hierzu noch weitere Informationen über das Internet.
c) Inwiefern fußen auch die Maßnahmen der Betrieblichen Gesundheitsförderung, die Sie z.B. für Ihren Betrieb/Ihre Institution/Ihre Hochschule planen, auf den in diesem Kapitel angesprochenen Strategien und Programmen?

2.2 Ottawa-Charta

Im Jahr 1986 fand im kanadischen Ottawa auf Einladung der Weltgesundheitsorganisation (WHO) die 1. Internationale Konferenz zur Gesundheitsförderung statt. Ergebnis dieser Konferenz ist die **Ottawa-Charta zur Gesundheitsförderung** (s. Abbildung 2–2). Auf dieser Konferenz wurde der Begriff der **Gesundheitsförderung** erstmals verbindlich definiert (s. Kap. 4). Darüber hinaus rief die Ottawa-Charta alle (v.a. die WHO, die nationalen und internationalen Organisationen, soziale Verbände, Regierungen und alle betroffenen Gruppen) zum aktiven Handeln auf. Das Ziel dieses aktiven Handelns sollte ihrer Ansicht nach **Gesundheit für alle bis zum Jahr 2000 und darüber hinaus** sein.

Die Ottawa-Charta ist damit ein gesundheitspolitisches Leitbild. Sie versteht Gesundheit als wesentlichen Bestandteil des alltäglichen Lebens und nicht als vorrangiges Lebensziel. Gesundheitsförderung zielt nach Ansicht der Autoren der Charta nicht nur auf die Entwicklung einer gesünderen Lebensweise, sondern auf die Förderung von gesunden Lebensbedingungen und umfassendem Wohlbefinden. Ein guter Gesundheitszustand ist damit ein entscheidender Bestandteil der Lebensqualität. „Mehr Gesundheit für alle" kann und soll deshalb nicht mehr in erster Linie durch die **Verhütung von Krankheiten** erreicht werden, sondern durch die **Förderung von Gesundheit.** Dies bedeutet eine grundsätzliche Umorientierung in der Sicht von Krankheit und Gesundheit, weg von einer pathogenetischen und hin zu einer salutogenetischen Sichtweise. Dabei betont die Ottawa-Charta die Bedeutung sozialer und individueller Ressourcen. Sie sieht die Voraussetzung dafür, dass sich Gesellschaften gesund entwickeln können, v.a. im Vorhandensein von gesundheitsfördernden gesellschaftlichen Bedingungen.

Da eine Verbesserung des Gesundheitszustands der Menschen an grundlegende Bedingungen wie Frieden, angemessene Wohnbedingungen, Bildung, Ernährung, Einkommen, stabiles Ökosystem, soziale Gerechtigkeit, Chancengleichheit etc. gebunden

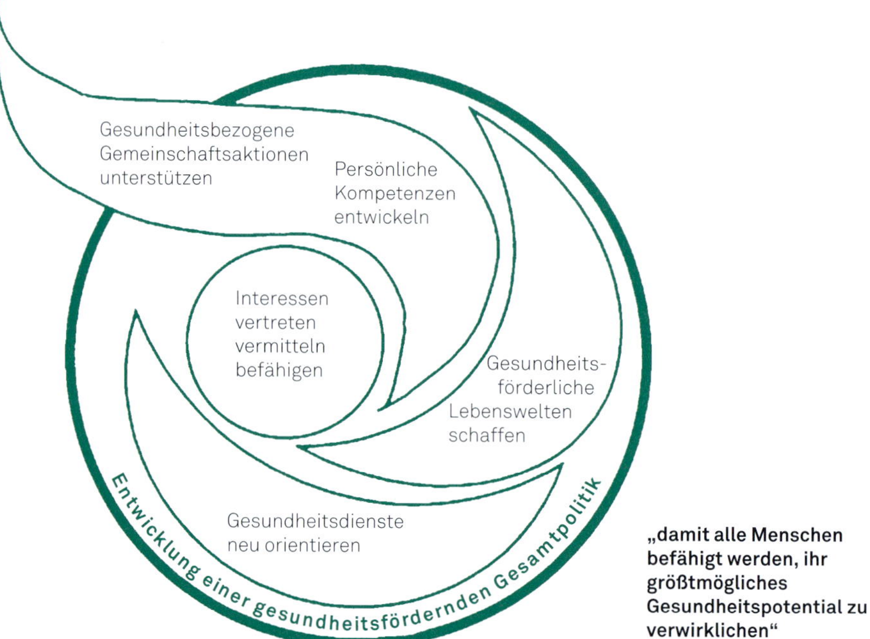

Abbildung 2-2: Emblem der Ottawa-Charta (in deutscher Übersetzung). Die WHO verwendet dieses Symbol heute als Gesundheitsförderungs-Emblem (Health Promotion Emblem). Es steht für den Gesundheitsförderungs-Ansatz, wie er in der Ottawa-Charta entwickelt wurde. Quelle: WHO. Health Promotion Embleme; s. Linkverzeichnis [3] in Kap. 13.

ist, liegt die Verantwortung für eine optimale Gesundheitsförderung nicht allein beim Gesundheitssektor eines Landes. Damit Maßnahmen der Gesundheitsförderung adäquat umgesetzt werden können, müssen alle Politikbereiche miteinbezogen werden.

Die Ottawa-Charta beschreibt hierzu drei grundsätzliche **Handlungsstrategien**:

1. **Advocate**[7]: Ziel von gesundheitsförderndem Handeln ist es, durch ein aktives, anwaltschaftliches Eintreten in den verschiedensten Bereichen des Lebens (in politischen, ökonomischen, sozialen, kulturellen und biologischen Bereichen ebenso wie im Bereich von Umwelt und Verhalten) diese positiv zu beeinflussen und damit für die Gesundheit der Menschen zuträglicher zu machen.
2. **Enable**[8]: Menschen können ihr Gesundheitspotenzial nur dann weitestgehend entfalten, wenn sie auf die Faktoren, die ihre Gesundheit beeinflussen, auch Einfluss nehmen können (in diesem Zusammenhang weist die Ottawa-Charta auch darauf hin, dass dies nur durch die Verwirklichung von Chancengleichheit möglich ist, s. Kap. 5).

---

7 *to advocate* (engl.) = vertreten, verteidigen; hier: die Anwaltschaft für gesundheitliche Interessen übernehmen.

8 *to enable* (engl.) = befähigen, ermöglichen.

3. **Mediate**[9]: Gesundheitsförderung verlangt ein koordiniertes Zusammenwirken von Verantwortlichen in den Regierungen sowie im Gesundheits-, Sozial- und Wirtschaftsbereich, von regionalen und überregionalen nicht staatlichen Verbänden, von Initiativen und örtlichen Institutionen, von Industrie und Medien.

Darüber hinaus definiert die Charta fünf vorrangige **Handlungsfelder**, die für die Gesundheitsförderung von besonderer Bedeutung sind:

- gesundheitsfördernde Gesamtpolitik entwickeln
- gesundheitsfördernde Lebenswelten schaffen (s. *Setting-Ansatz*, Kap. 4.4)
- gesundheitsbezogene Gemeinschaftsaktionen unterstützen
- persönliche Kompetenzen entwickeln (s. *Gesundheitskompetenz*, Kap. 8)
- Gesundheitsdienste neu orientieren

Aufgabe 5

a) Bitte beschreiben Sie in eigenen Worten, worum es in der Ottawa-Charta geht (Originaltext s. Linkverzeichnis [4] in Kap. 13).
b) Wo finden Sie in Ihrem eigenen beruflichen Tätigkeitsfeld Ansätze, die man auf die Ottawa-Charta zurückführen könnte?

2.3 Gesundheit 21

Im Jahr 1977 verabschiedete die 30. Weltgesundheitsversammlung das Programm **Gesundheit für alle bis zum Jahr 2000** (Health for All by the Year 2000, HFA; Abb. 5). Auf den Inhalten dieses Programms basierten die Erklärungen von Alma Ata (1978), Ottawa (1986) und Adelaide (1988; s. Tabelle 2-1). Zum Ende der 1990er Jahre wurde das Programm dann erneut überarbeitet. Im Rahmen einer Bestandsaufnahme wurden dabei die Erfolge des Programms ebenso betrachtet wie die Fehler, die in der Vergangenheit gemacht wurden. Das gesamte Wertesystem, auf dem das Konzept **Health for All** basierte, wurde überprüft und dort, wo es nötig schien, überarbeitet. Anschließend wurden neue politische Ziele definiert, die es ermöglichen sollten, die Weltgesundheit auch nach der Jahrtausendwende weiter zu verbessern. Schließlich wurde die Deklaration **Gesundheit für alle im 21. Jahrhundert** (Health for All in the 21st Century) im Jahr 1998 während der 51. Weltgesundheitsversammlung der WHO angenommen. Sie sollte interessierten Staaten und Institutionen als umfassende Orientierungshilfe für die Formulierung von nationalen gesundheitspolitischen Konzepten dienen. Für den europäischen Raum wurde die Erklärung anschließend zu einem europäischen Rahmenkonzept **Gesundheit 21** erweitert und im Jahr 2005 nochmals aktualisiert.

9 *to mediate* (engl.) = vermitteln, vernetzen.

Ziel der WHO-Strategie **Gesundheit 21** ist es, das fundamentale Menschenrecht auf einen bestmöglichen Gesundheitszustand zu verwirklichen. Gesundheit ist hiernach ein wesentlicher Bestandteil der menschlichen Entwicklung, der es dem Menschen ermöglichen soll, ein sozial und wirtschaftlich produktives Leben zu führen. Sie ist eine Voraussetzung für Wohlbefinden und Lebensqualität der Menschen – und dient darüber hinaus als ein Maßstab zur Messung des Fortschritts bei der Armutsverringerung, der Förderung des sozialen Zusammenhalts und der Beseitigung von Diskriminierung. Nach den Vorstellungen der Autoren von Gesundheit 21 ist eine gute Gesundheit der Bevölkerung nicht zuletzt auch eine wesentliche Voraussetzung für ein nachhaltiges Wirtschaftswachstum in den Regionen. Erreicht werden soll dies durch regionale und nationale Konzepte und Strategien, die die Gesundheit der Bevölkerung während der gesamten Lebensspanne fördern und schützen, die die Inzidenz (s. unten) der wichtigsten Krankheiten und Verletzungen reduzieren und die das darauf zurückzuführende Leiden mindern. Hierzu wurden insgesamt 21 Ziele formuliert. Wichtige Stichworte sind dabei neben der gesundheitlichen Chancengleichheit auch Solidarität im Handeln, Partizipation und Rechenschaftspflicht.

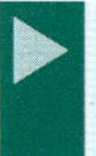

Definition „Inzidenz“

Rate der Neuerkrankungen in einer definierten Bevölkerungsgruppe in einem bestimmten Zeitraum.

Chancengleichheit, Solidarität, soziale Gerechtigkeit sowie die Einbeziehung der unterschiedlichen Bedürfnisse von Männern und Frauen **(Genderaspekt)** ziehen sich als grundlegende Werthaltungen und Prinzipien durch das gesamte Rahmenkonzept. Die Autoren machen deutlich, dass es zu den Grundrechten eines jeden Menschen gehört, sich bestmöglicher Gesundheit zu erfreuen. Dabei sind alle Menschen in Würde und Wert gleich. Für alle gelten die gleichen Rechte. Alle haben aber auch die gleichen Pflichten und Verantwortlichkeiten für ihre Gesundheit und die Gesundheit anderer.

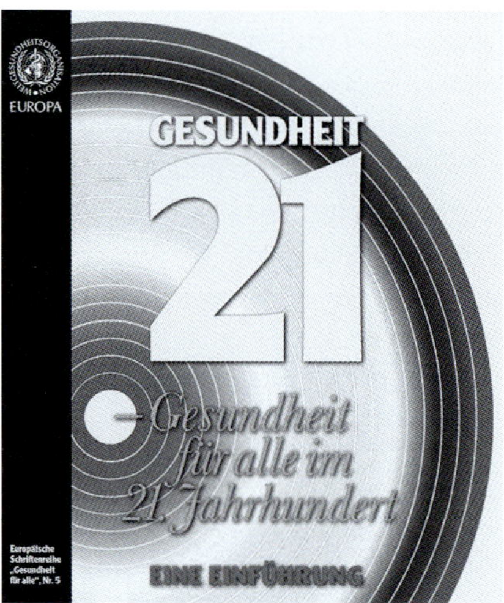

Abbildung 2-3:
Titelseite der deutschen Ausgabe der Schrift Gesundheit 21 – Eine Einführung zum Rahmenkonzept „Gesundheit für alle“ für die Europäische Region der WHO (1998). Quelle: Mit freundlicher Genehmigung von WHO Europe; s. Linkverzeichnis [5] in Kap. 13.

Die **21 Ziele des Rahmenkonzepts** (s. Tabelle 2-2), über die sich „Gesundheit für alle“ verwirklichen soll, lassen sich in fünf Gruppen einordnen:

- Chancengleichheit und Solidarität auf nationaler und internationaler Ebene
- Gesundheit in jedem Lebensabschnitt
- Reduzierung der Inzidenz der wichtigsten Krankheiten und Verletzungen sowie deren Folgen
- präventive Maßnahmen zur Gesundheitsförderung
- Aufbau von qualitätsorientierten, kostenwirksamen regionalen, nationalen und internationalen Strukturen, Konzepten und Strategien zur Gesundheitsförderung und Gesundheitsversorgung

Nach den Vorstellungen der Autoren von **Gesundheit 21** können sie nur dann erfolgreich umgesetzt werden, wenn die Vertreter der Gesundheitspolitik hierbei mit den Verantwortlichen aus allen anderen Politikbereichen umfassend zusammenarbeiten (**Kooperation**, s. unten). Gemeinsam werden wissenschaftlich fundierte Konzepte und Strategien auf regionaler und nationaler Basis erarbeitet, umgesetzt und evaluiert. Auf diesem Fundament sollen dann Handlungsstrategien entwickelt werden, die in allen genannten Bereichen zu einer demokratischen, sozial verantwortlichen und nachhaltigen Entwicklung führen. Daran beteiligt werden sollen Einzelne, Gruppen, Institutionen und Gemeinschaften auf allen Ebenen (**Partizipation**[10]). Parallel dazu sollen die bestehenden Gesundheitssysteme ausgebaut, angepasst und ggf. reformiert werden. Ziel ist, sie dadurch allgemein zugänglich, bedarfsgerecht, bezahlbar und zukunftsfähig zu machen. Um dies zu erreichen, sollen die WHO-Mitgliedstaaten gleichberechtigt und partnerschaftlich miteinander arbeiten.

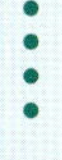

Kooperation: Umgesetzt im gesundheitspolitischen Ansatz „Health in All Policies“
Kooperation ist die Grundlage des gesundheitspolitischen Ansatzes **„Health in All Policies“** („Gesundheit in allen Politikfeldern“), der im Jahr 2013 auf der Gesundheitsförderungskonferenz in Helsinki definierte wurde. Die verstärkte Berücksichtigung des Themas Gesundheit in allen politischen Sektoren soll zu einer gesundheitsfördernden Gesamtpolitik beitragen.

10 *Partizipation*: Beteiligung, Teilhabe, Mitwirkung, Einbeziehung.

Tabelle 2-2: Die 21 Gesundheitsziele aus **Gesundheit 21** – Eine Einführung zum Rahmenkonzept „Gesundheit für alle" für die Europäische Region der WHO (1998).

1.	Solidarität für die Gesundheit in der Europäischen Region
2.	Gesundheitliche Chancengleichheit
3.	Ein gesunder Lebensanfang
4.	Gesundheit junger Menschen
5.	Altern in Gesundheit
6.	Verbesserung der psychischen Gesundheit
7.	Verringerung übertragbarer Krankheiten
8.	Verringerung nicht übertragbarer Krankheiten
9.	Verringerung von auf Gewaltwirkung und Unfälle zurückzuführende Verletzungen
10.	Eine gesunde und sichere Umwelt
11.	Gesünder leben
12.	Verringerung der durch Alkohol, Drogen und Tabak verursachten Schäden
13.	Settings zur Förderung der Gesundheit
14.	Multisektorale Verantwortung für die Gesundheit
15.	Ein integrierter Gesundheitssektor
16.	Qualitätsbewusstes Management der Versorgung
17.	Finanzierung des Gesundheitswesens und Ressourcenzuweisung
18.	Qualifizierung von Fachkräften für gesundheitliche Aufgaben
19.	Forschung und Wissen zur Förderung der Gesundheit
20.	Mobilisierung von Partnern für gesundheitliche Belange
21.	Konzepte und Strategien zur „Gesundheit für alle"

Aufgabe 6

a) Recherchieren Sie zu einem von Ihnen ausgewählten Gesundheitsziel (aus **Gesundheit 21**), ob und ggf. inwieweit sich hierbei in Deutschland, Österreich oder der Schweiz Änderungen seit der Verabschiedung von **Gesundheit 21** ergeben haben.

b) Gibt es in Ihrem eigenen beruflichen/studentischen Tätigkeitsfeld Ansätze, die Sie auf **Gesundheit 21** zurückführen?

3 Prävention

Mit Hilfe der **Prävention**[11] versucht man, einer Krankheit „zuvorzukommen", d.h. ihr Auftreten oder eine Verschlimmerung der Erkrankung zu verhindern. Das Ziel von Präventionsmaßnahmen ist es, eine Verbesserung der Gesundheit der Bevölkerung zu erreichen.

Dazu kann Prävention an verschiedenen Punkten und auf verschiedenen Ebenen ansetzen:

- an einem Punkt im zeitlichen Verlauf eines Lebens – vorgestellt als Kontinuum zwischen den beiden Endpunkten Gesundheit und Krankheit/Tod – als Primär-, Sekundär- und Tertiärprävention (s. Kap. 3.1)
- am Individuum oder an seiner Umwelt: Verhaltens- und Verhältnisprävention (s. Kap. 3.2 und Kap. 3.3)
- auf der Bevölkerungsebene oder bei Gruppen mit hohem Risiko (Population Approach/High Risk Approach; s. Kap. 3.4)
- bei bestimmten Zielgruppen, die nach ihren Krankheitsrisiken oder Verhaltensmustern festgelegt werden (s. Kap. 3.5)

3.1 Primär-, Sekundär- und Tertiärprävention

Im Verlauf eines Lebens treten bei jedem Menschen immer wieder Erkrankungen auf, die ausheilen können, die sich chronisch über längere Zeiträume hinziehen können oder die wiederum zu Folgeerkrankungen führen können. Um diese Krankheiten oder ihre Folgeerkrankungen zu verhindern, werden Maßnahmen der Primär-, Sekundär- und Tertiärprävention durchgeführt.

Definition „Primärprävention"

Als **Primärprävention** bezeichnet man Maßnahmen, die das Ziel haben, die Wahrscheinlichkeit für das Auftreten bestimmter Neuerkrankungen (und damit auch von daraus folgenden Gesundheitsschäden und Todesfällen) in der Bevölkerung zu senken bzw. zu verhindern, dass diese Krankheiten überhaupt auftreten.

11 *praevenire* (lat.) = zuvorkommen, verhüten.

Typische primärpräventive Maßnahmen sind z. B.:

- Impfungen (s. Abbildung 3-1), wie etwa die Masern-Mumps-Röteln-Impfung im Kleinkindalter zur Verhinderung von Masern-, Mumps- und Rötelnerkrankungen und ihren möglichen Folgeschäden
- Rauchverbote in öffentlichen Räumen (zum Nichtraucherschutz)
- ein nächtliches Alkoholverkaufsverbot in Ladengeschäften von Tankstellen (zum Schutz von Jugendlichen vor Alkoholmissbrauch)

Zielgruppe solcher Maßnahmen sind **gesunde Personen,** bei denen keine subjektiven bzw. objektiven Krankheitssymptome bekannt sind.

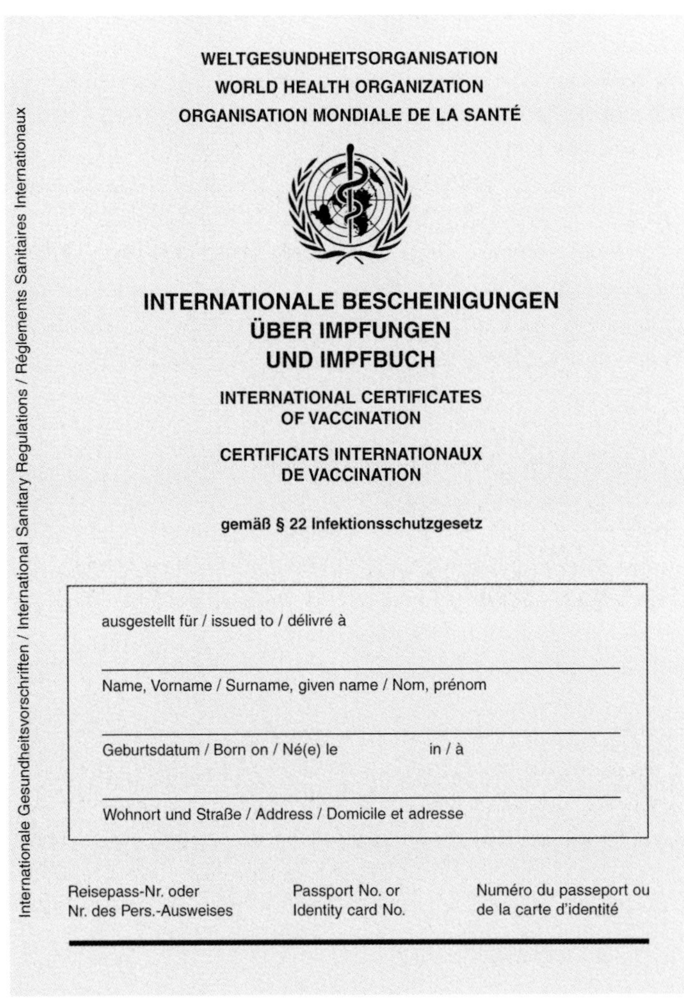

Internationale Gesundheitsvorschriften / International Sanitary Regulations / Règlements Sanitaires Internationaux

WELTGESUNDHEITSORGANISATION
WORLD HEALTH ORGANIZATION
ORGANISATION MONDIALE DE LA SANTÉ

INTERNATIONALE BESCHEINIGUNGEN
ÜBER IMPFUNGEN
UND IMPFBUCH

INTERNATIONAL CERTIFICATES
OF VACCINATION

CERTIFICATS INTERNATIONAUX
DE VACCINATION

gemäß § 22 Infektionsschutzgesetz

ausgestellt für / issued to / délivré à

Name, Vorname / Surname, given name / Nom, prénom

Geburtsdatum / Born on / Né(e) le in / à

Wohnort und Straße / Address / Domicile et adresse

Reisepass-Nr. oder Nr. des Pers.-Ausweises — Passport No. or Identity card No. — Numéro du passeport ou de la carte d'identité

Abbildung 3-1: Impfen – eine primärpräventive Maßnahme. Erste Seite der Internationalen Bescheinigungen über Impfungen und Impfbuch der Weltgesundheitsorganisation (WHO). Mit freundlicher Genehmigung des Deutschen Grünen Kreuzes e. V. (dgk) vom 7. April 2014.

Definition „Sekundärprävention"

Anders als bei der Primärprävention sollen mit Hilfe der **Sekundärprävention** Erkrankungen in einem frühen, klinisch noch unauffälligen Stadium erkannt werden, sodass sie rechtzeitig behandelt werden können. Das Fortschreiten der Krankheit soll damit verhindert werden. Im günstigsten Fall kann eine Krankheit aufgrund sekundärpräventiver Maßnahmen geheilt werden.

Zu den sekundärpräventiven Maßnahmen gehören z. B.:

- **Screening-Maßnahmen,** wie etwa das Brustkrebs-Screening mittels Mammografie zur Früherkennung von Brustkrebs, das Darmkrebs-Screening mittels Koloskopie zur Früherkennung von Darmkrebs oder das Neugeborenen-Screening, durch das bestimmte angeborene Stoffwechsel- und Hormonerkrankungen festgestellt werden sollen (s. Abbildung 3-2)
- der **Gesundheits-Check-up 35+,** der in Deutschland den über 35-jährigen gesetzlich Versicherten als Vorsorgeuntersuchung angeboten wird (eine aufgrund der geringen Effektivität[12] umstrittene Maßnahme zur Früherkennung verschiedener chronischer Krankheiten)

Zielgruppe dieser Maßnahmen sind **Personen mit Erkrankungen in einem frühen Stadium,** die noch klinisch unauffällig sind.

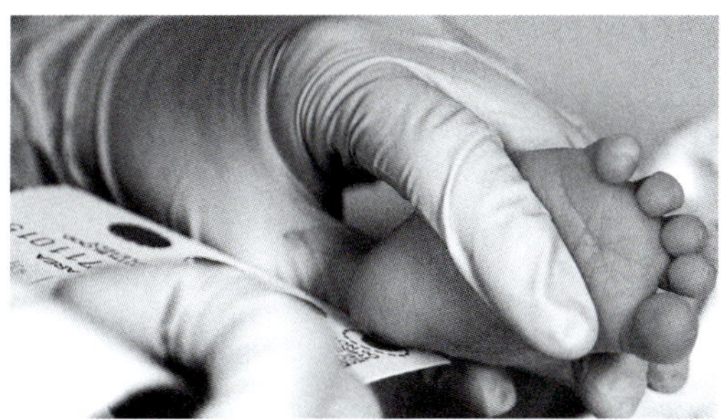

Abbildung 3-2: Fersenblutentnahme für das Neugeborenen-Screening. Getestet wird unter anderem auf Phenylketonurie, eine Störung des Aminosäurestoffwechsels, die unbehandelt zu einer schweren geistigen Entwicklungsstörung führt. Rechtzeitig erkannt, kann eine strenge eiweißarme Diät diese Entwicklung verhindern. Das Neugeborenen-Screening ist daher eine sekundärpräventive Maßnahme. Quelle: Wikimedia Commons; s. Linkverzeichnis [6] in Kap. 13.

Definition „Tertiärprävention"

Zur **Tertiärprävention** gehören Maßnahmen, die eine Verschlimmerung von bereits bestehenden Erkrankungen verhindern, die diesen Vorgang verlangsamen oder das Auftreten von Folgeerkrankungen abwenden. Auch eine Verbesserung der Lebensqualität oder der sozialen Funktionsfähigkeit können tertiärpräventive Ziele sein.

12 *Effektivität:* Maß für die Wirksamkeit einer Maßnahme. Sie beschreibt das Verhältnis von dem erreichten Ziel zu dem zuvor definierten Ziel.

Tertiärpräventive Maßnahmen sind z. B.:

- Maßnahmen der **Rehabilitation** (Reha-Maßnahmen, s. Abbildung 3-3), etwa nach einer Operation, einem Herzinfarkt oder einer Krebstherapie. Die Maßnahmen dienen dazu, die körperlichen, psychischen und sozialen (v. a. auch beruflichen) Folgen einer Erkrankung oder Behinderung zu minimieren.
- Maßnahmen der **Rezidivprophylaxe.** Dies sind Maßnahmen, die verhindern sollen, dass eine Erkrankung erneut auftritt. Ein Beispiel hierfür ist die gerinnungshemmende Langzeittherapie nach einem Herzinfarkt.

Zielgruppe dieser Maßnahmen sind Personen mit schweren und/oder chronischen Erkrankungen bzw. Behinderungen.

Die Einteilung in Primär-, Sekundär- und Tertiärprävention kann im Einzelfall schwierig sein, da es auch Übergänge zwischen den beschriebenen Formen gibt. So können einige präventive Maßnahmen gleichzeitig Aspekte von Primär-, Sekundär- und Tertiärprävention beinhalten. Beispiele hierfür wären viele Maßnahmen der Gesundheitsberatung, die sich oft mehr als einem der drei genannten Ansatzpunkte zuordnen lassen:

- **Primärprävention:** Bei normalgewichtigen, gesunden Menschen kann eine Ernährungsberatung im günstigsten Fall das Auftreten von krankhaftem Übergewicht oder einer Zuckerkrankheit verhindern.
- **Sekundärprävention:** Bei Menschen mit leichten Übergewicht (Präadipositas) bzw. leicht erhöhtem Blutzuckerspiegel (Prädiabetes) soll eine Ernährungsberatung verhindern, dass klinische Symptome auftreten.

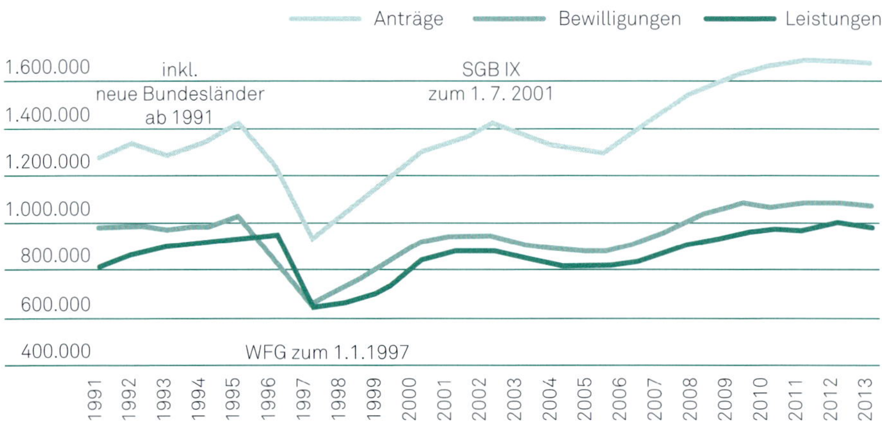

Abbildung 3-3: Medizinische Rehabilitation – eine tertiärpräventive Maßnahme. Zahlen der Anträge, Bewilligungen und abgeschlossenen Leistungen im Bereich der medizinischen Rehabilitation in Deutschland (1991–2013). Quelle: Mit freundlicher Genehmigung der Deutschen Rentenversicherung Bund. Rentenversicherung in Zeitreihen, Ausgabe 2014, s. Linkverzeichnis [7] in Kap. 13.

- **Tertiärprävention:** Und schließlich kann die Ernährungsberatung bei Menschen mit massivem Übergewicht bzw. diagnostiziertem Diabetes mellitus Typ 2 das Risiko von Folgeerkrankungen senken.

Ähnlich ist es z.B. bei der Durchführung von stressreduzierenden Maßnahmen (Yoga, Progressive Muskelrelaxation nach Jacobson u.a.). Solche Maßnahmen können beim gesunden Menschen das Auftreten von Stresserkrankungen wie dem Burnout-Syndrom verhindern helfen. Bei bereits gestressten Menschen können sie u.a. das Auftreten von Erschöpfungszuständen vermeiden helfen. Und den Menschen mit einem manifesten Burnout-Syndrom können solche Techniken nicht nur helfen, diese Situation in den Griff zu bekommen. Sie verhindern oft auch, dass negative psychosoziale Folgen (wie Berufsverlust, Trennung vom Partner etc.) auftreten.

Ob man kurative medizinische Maßnahmen (s. unten) auch als Sekundär- oder Tertiärprävention bezeichnen soll, ist umstritten.

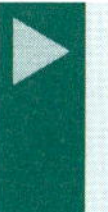

Definition „Kurative Therapie“
Medizinische Behandlung mit dem Ziel der Heilung, z.B. mit Hilfe von Operationen, Bestrahlungen, Medikamenten.

Aufgabe 7

a) Finden Sie noch jeweils ein Beispiel zur Primär-, Sekundär- und Tertiärprävention, deren Maßnahmen sich insbesondere an Kinder/Jugendliche und an ältere Menschen richten.
b) Nennen Sie jeweils ein Beispiel zur Primär-, Sekundär- und Tertiärprävention, die Sie für Ihren Betrieb/Ihre Institution/Ihre Hochschule im Rahmen eines Projekts der *Betrieblichen Gesundheitsförderung* planen?

3.2 Verhältnisprävention

Präventionsmaßnahmen können auch danach unterschieden werden, wo sie ansetzen. Strategien, die direkt am Individuum bzw. seinem Verhalten ansetzen, bezeichnet man als verhaltenspräventive Maßnahmen (s. Kap. 3.3). Im Gegensatz dazu setzen Maßnahmen der **Verhältnisprävention** an seiner Umgebung, d.h. an den „Verhältnissen“ an, in denen er lebt. Verhältnisprävention will also die Gesundheit von Menschen dadurch verbessern, dass sie ihre Umwelt sowie ihre Lebens- und Arbeitsbedingungen positiv beeinflusst. Auf diese Weise sollen Gefahren, die möglicherweise von solchen Bedingungen ausgehen, abgewendet werden. Dieser Ansatz setzt die Vorstellung voraus, dass die biologischen, sozialen und technischen Bedingungen, in denen Menschen leben, Einfluss auf die Entstehung von Krankheiten haben.

Will man die „Verhältnisse“ ändern, geht dies oft nur dadurch, dass man die gesellschaftlichen Strukturen durch **politische Maßnahmen** – auf unterschiedlichen Ebenen – beeinflusst.

In den meisten Fällen sind verhältnispräventive Maßnahmen Aktivitäten der Primärprävention. Typische Beispiele hierfür sind:

- kommunale Maßnahmen im Bereich der öffentlichen Hygiene (z.B. Verbesserung des Trinkwassers, der Kanalisation, der Bäderaufsicht)
- verkehrspolitische und städtebauliche Maßnahmen auf kommunaler Ebene (z.B. Ausbau der Fahrradwege und der Grünanlagen, Ausbau von öffentlichen Sportanlagen für Personen jeden Alters, Verhinderung von Ghettobildung, Ausbau der öffentlichen Verkehrsmittel)
- Verbesserung der betrieblichen Arbeitsbedingungen (z.B. durch Maßnahmen des Arbeitszeitmanagements, der Arbeitsplatzgestaltung, der Arbeitsorganisation, andere Maßnahmen der Betrieblichen Gesundheitsförderung, Arbeitsschutzmaßnahmen)
- sportliche und kulturelle Angebote für alle Altersstufen (z.B. Jugendtreffs, Midnight Basketball in Schulturnhallen, Tanzclubs für Senioren)
- Sicherheitsmaßnahmen beim Sport (z.B. Knieschutz für Skateboard-Fahrer, Helm beim Fahrradfahren oder Schwimmweste beim Paddeln)

Oft sind solche verhältnispräventiven Maßnahmen auch auf überregionaler, nationaler oder internationaler Ebene angesiedelt. Sie können dann von ganz unterschiedlichen Bereichen ausgehen. Initiatoren sind in diesen Fällen neben der Gesundheitspolitik z.B. auch die Sozialpolitik, die Bildungspolitik, die Wirtschafts- oder Steuerpolitik, die Städtebau- und Verkehrspolitik sowie die Umwelt- und Verbraucherpolitik. Auch Institutionen des Gesundheits-, Arbeits-, Verbraucher- und Umweltschutzes können entsprechende Maßnahmen in Gang setzen.

Nicht selten gibt es im Bereich der Verhältnisprävention auch **normativ-regulatorische Maßnahmen.** Darunter versteht man z.B. Gesetze, Vorschriften, Gebote oder Verbote mit Sanktionsandrohung, mit deren Hilfe präventive Ziele durchgesetzt werden

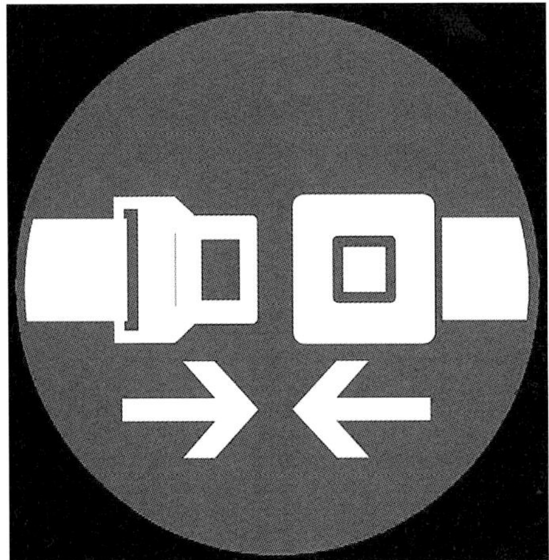

Abbildung 3-4: Anschnallpflicht für Autofahrer – eine verhältnispräventive Maßnahme. Sicherheitsgurt benutzen, Gebotszeichen D-M011 nach DIN 4844-2. Quelle: Wikimedia Commons, Dr. Torsten Henning; s. Linkverzeichnis [8] in Kap. 13.

sollen. Beispiele dafür sind Vorschriften im Bereich der Lebensmittelüberwachung und des Immissionsschutzes[13]. Auch die Promillegrenze im Straßenverkehr und die Anschnallpflicht für Autofahrer (s. Abbildung 3-4) gehören hierzu ebenso wie das Rauchverbot in öffentlichen Räumen.

3.3 Verhaltensprävention

Anders als die Verhältnisprävention setzt die **Verhaltensprävention** direkt am Menschen an. Maßnahmen der Verhaltensprävention sind darauf ausgerichtet, das Verhalten der Menschen so zu beeinflussen, dass es ihrer Gesundheit dient und somit ihre Erkrankungswahrscheinlichkeit sinkt. Dies ist möglich, da das individuelle Handeln und Verhalten der Menschen insbesondere bei der Entstehung chronischer Erkrankungen eine bedeutende Rolle spielt.

Verhaltensprävention kann man betreiben, indem man

- Menschen dazu animiert, **gesundheitsfördernde Verhaltensweisen** anzunehmen (z. B. sich mehr bewegen, sich gesund ernähren, auf einen geregelten Tagesablauf achten, regelmäßig Entspannungsübungen machen, Safer Sex praktizieren),

oder

- Menschen dazu animiert, **gesundheitsriskante Verhaltensweisen** zu ändern (z. B. aufhören, beim Fernsehen große Mengen Süßigkeiten zu essen; mit dem Rauchen aufhören; den Alkoholkonsum einschränken; aufhören, jede Nacht Computerspiele zu spielen; das Handy abends abschalten und für den Arbeitgeber nicht mehr rund um die Uhr erreichbar sein).

Der Verhaltensprävention liegen dabei die folgenden Annahmen zugrunde:

- Bestimmte Risikofaktoren sind mit dem Auftreten bestimmter Krankheiten korreliert (s. biomedizinisch geprägtes Risikofaktorenmodell, Kap. 1.1.1).
- Durch individuelle Verhaltensänderungen lässt sich das Risiko reduzieren, bestimmte Erkrankungen zu bekommen.
- Menschen sind in der Lage, Gesundheitsgefahren abzuschätzen.

Diese Abschätzungen bilden gemeinsam mit den individuellen Gesundheitsüberzeugungen die Basis für bewusste Handlungsentscheidungen (z. B. „Ich höre jetzt auf zu rauchen, weil ich weiß, dass Rauchen Lungenkrebs verursacht“; **Health-Belief-Modell** = Modell gesundheitlicher Überzeugungen). Verhaltenspräventive Maßnahmen wie z. B. Informationen über gesundheitsschädigendes und gesundheitsgerechtes Verhalten können hiernach also Menschen dazu bringen, ihr Verhalten so zu ändern, dass ihre Gesundheit davon profitiert.

Gesundheitsaufklärung, Gesundheitserziehung und **Gesundheitsberatung** gehören zu den häufigsten verhaltenspräventiven Interventionen. Sie sollen das Gesund-

13 *Immissionsschutz-Maßnahmen:* Maßnahmen, um Immissionen (z. B. Lärm, Luft- und Bodenschadstoffe, ionisierende Strahlung) auf ein langfristig verträgliches Maß zu begrenzen.

heitswissen der Bevölkerung – insbesondere das Wissen über Gesundheitsrisiken – verbessern, ein Gesundheitsbewusstsein schaffen und damit das Gesundheitsverhalten der Menschen im Hinblick auf ihre aktuellen Gesundheitsprobleme positiv beeinflussen. Um die entsprechenden Zielgruppen anzusprechen, werden oftmals Massenmedien genutzt (Beispiele: Aufklärungsplakate der Bundeszentrale für gesundheitliche Aufklärung [BZgA] an öffentlich zugänglichen Orten, s. Abbildung 3-5; Online-Informationsseiten zum Drogenmissbrauch, zum Alkoholkonsum, zu Impfungen (s. Linkverzeichnis [10] in Kap. 13) oder auch TV- und Kino-Spots zum Thema Nichtrauchen (s. Linkverzeichnis [11] in Kap. 13).

Vielfach werden solche massenkommunikativen Maßnahmen mit Interventionen kombiniert, die die entsprechenden Zielgruppen persönlich ansprechen – etwa über **Pro-**

Er verliert noch völlig die Kontrolle, ...
... sie wird ihm das nie verzeihen.
Er feiert ohne Ende und wacht in seiner Kotze auf.
ALKOHOL? Kenn dein Limit.
Alkohol macht mehr kaputt, als du denkst.
www.kenn-dein-limit.info
PKV
BZgA

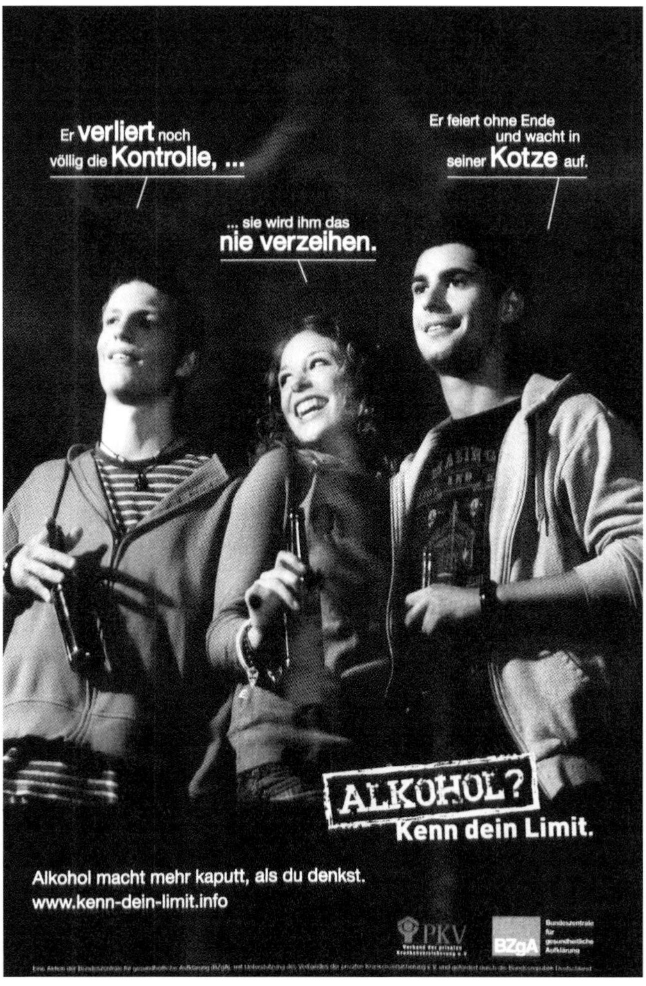

Abbildung 3-5: Plakat der Bundeszentrale für gesundheitliche Aufklärung (BZgA) zum Thema „Alkohol? Kenn dein Limit." – eine **verhaltenspräventive Maßnahme**, die sich an Jugendliche wendet. Quelle: Mit freundlicher Genehmigung und Unterstützung der Bundeszentrale für gesundheitliche Aufklärung (BZgA), s. Linkverzeichnis [9] in Kap. 13.

fessionals (das sind professionelle „Gesundheitsaufklärer" wie Ärzte oder Sozialarbeiter) oder **Peers**[14] (meist sind damit speziell geschulte Gleichaltrige gemeint, s. Beispiel).

Beispiel: Kampagne „Null Alkohol – Voll Power":
Peer-Einsatz auf dem Strohhutfest

(Frankenthal, Mai 2013)

„Auch beim diesjährigen Strohhutfest werden wieder zwei so genannte „Peers" an zwei Tagen zum Einsatz kommen. Die beiden Peers werden am Strohhutfest-Freitag und -Samstag jeweils nachmittags im gesamten Festbereich im Einsatz sein und Jugendliche ansprechen, diese für die Problematik übermäßigen Alkoholgenusses sensibilisieren und für einen bewussten und kontrollierten Umgang mit Alkohol werben.

Diese Aktion findet schon seit einigen Jahren mit ehrenamtlichen Personen auf dem Strohhutfest statt. Die Peers sind speziell geschulte Jugendliche und junge Erwachsene, die nahezu gleichaltrige Jugendliche auf das Thema Alkohol ansprechen.

Die Zielgruppe der Kampagne „Null Alkohol – Voll Power" der Bundeszentrale für gesundheitliche Aufklärung sind Jugendliche im Alter von etwa 12 bis 16 Jahren."

Quelle: Mit freundlicher Genehmigung der Stadtverwaltung Frankenthal (Pfalz).

Dabei setzt man auf die Einsicht der Individuen und ihre Motivation, etwas an ihrem Verhalten ändern zu wollen (s. Modelle des Gesundheitsverhaltens, Kap. 6). Dies kann im Bereich der Erziehung und Bildung geschehen (Gesundheitserziehung), in Form von Informationsvermittlung und Aufklärung (Gesundheitsaufklärung) oder als Beratung und Verhaltenstraining (Gesundheitsberatung). Auf diese Weise soll das Gesundheitswissen der Menschen gefördert und Gesundheitskompetenz *(Health Literacy,* s. Kap. 8) aufgebaut werden. Das Wissen um eine mögliche Gesundheitsbeeinträchtigung führt bei den Zielgruppen jedoch in der Regel nicht automatisch zu einer Verhaltensänderung. Dazu kommt es meist erst dann, wenn sich auch die Einstellungen und Überzeugungen der Menschen geändert haben. Damit Verhaltensprävention wirksam sein kann, müssen also Einsicht und Motivation der Zielpersonen beeinflusst werden - eine oft nicht ganz einfache Aufgabe. Verhaltenspräventive Maßnahmen sind daher nicht immer so erfolgreich, wie sich das die Initiatoren wünschen.

Typische Beispiele für Verhaltensprävention sind:

- Raucherentwöhnungs-Programme, Programme zur Ernährungsumstellung bzw. Programme zum Stressmanagement auf verhaltenstheoretischer Grundlage (solche Programme werden in Deutschland häufig von den Krankenkassen angeboten)
- Programme zur Förderung der Lebenskompetenzen von Kindern und Jugendlichen, um den Missbrauch von psychoaktiven Substanzen einzuschränken (z.B. die Programme *DSWD* und *zWäg!* zur Förderung der Lebenskompetenzen von Jugendlichen

14 *peer* (engl.) = gleichrangig; Peers sind Gleichaltrige/Ebenbürtige.

als Basis für Gesundheitsförderung und Prävention in Bern [Schweiz], s. Linkverzeichnis [12] in Kap. 12)

- Aufklärungsfilme über verantwortungsvollen Umgang mit Sexualität, um frühe Schwangerschaften oder die Übertragung von sexuell übertragbaren Krankheiten zu verhindern (s. Abbildung 3-6)
- Schulung von Diabetes-Patienten und ihren Angehörigen, um den Umgang mit der Krankheit im Alltag und in besonderen Situationen zu erlernen (auch solche Programme werden oft von Krankenkassen, aber auch von Kliniken oder Arztpraxen angeboten)

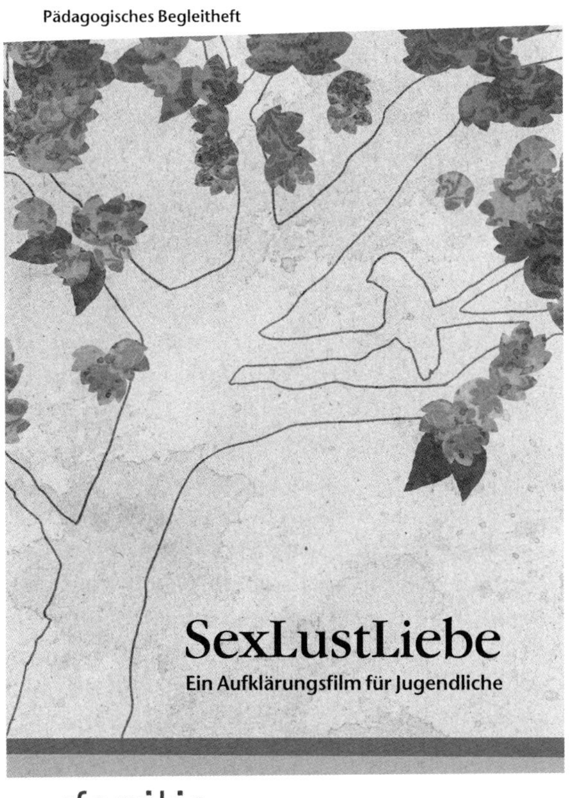

Abbildung 3-6: SexLustLiebe. Ein Aufklärungsfilm für Jugendliche der Deutschen Gesellschaft für Familienplanung, Sexualpädagogik + Sexualberatung pro familia, Landesverband Hessen (20-minütiger Trickfilm zu den Themen Beziehungen und Gefühle, Körperlichkeit, sexuelle Erfahrung, Aufklärung, Verhütung und Fruchtbarkeit, empfohlen für Jugendliche der achten Klasse.) Zu bestellen unter: pro familia Landesverband Hessen e.V., Palmengartenstr. 14, 60325 Frankfurt am Main, Tel. 069/447061, E-Mail: lv.hessen@profamilia.de. Quelle: Mit freundlicher Genehmigung von pro familia Landesverband Hessen e.V., s. Linkverzeichnis [13] in Kap. 13.

In Deutschland werden im Bereich der Gesundheitsförderung und Prävention hauptsächlich verhaltenspräventive Maßnahmen angeboten und durchgeführt. Auf diese Weise soll v.a. Einfluss auf die besonders häufigen Erkrankungen („Volkskrankheiten") wie koronare Herzkrankheiten, Diabetes mellitus und bösartige Tumoren genommen werden. Man geht davon aus, dass die Zahl der Neuerkrankungen gesenkt werden kann, wenn man die Menschen dazu bringen kann, ihren Tabakkonsum einzuschränken, sich gesünder zu ernähren, mehr zu bewegen und besser mit Stress umzugehen. Allerdings hatte die traditionelle Form der Verhaltensprävention in belehrender Form (Gesundheitsaufklärung) vielfach nicht den gewünschten Effekt. Wenn eine Gesundheitsbotschaft von der entsprechenden Zielgruppe zur Kenntnis genommen und verstanden wurde, heißt dies noch lange nicht, dass sich die Menschen auch danach richten. In der Regel ist es die Umsetzung der Botschaft in den Alltag der Menschen, die als schwierig empfunden wird und bei der viele Personen scheitern. Andere beziehen die Botschaft nicht auf sich oder lehnen den Inhalt für sich ab.

3.4 Kombination von Verhaltens- und Verhältnisprävention

Man geht heute davon aus, dass es sinnvoller und effektiver ist, Maßnahmen der Verhaltens- und der Verhältnisprävention miteinander zu kombinieren, um damit erfolgreich zu sein. Die Forschung der letzten Jahrzehnte zeigte immer deutlicher, dass Mensch und Umwelt ständig miteinander interagieren[15]. Verhalten und Verhältnisse bedingen sich damit gegenseitig. Um auf die Gesundheit der Menschen positiv einzuwirken, sollte daher nicht nur auf das Verhalten der Menschen Einfluss genommen werden, sondern auch auf ihre materielle und soziale Umwelt. Der wichtigste Grund hierfür ist, dass sich Verhaltensänderungen oft nur schwer durchsetzen lassen, wenn die entsprechenden Umweltbedingungen nicht vorhanden sind. So ist es z.B. schwierig, sich gesund zu ernähren, wenn man in einer Umgebung lebt, in der es in den Läden und Imbissen v.a. große Portionen an Fastfood und gezuckerten Softgetränken zu kaufen gibt.

Im **Setting-Ansatz** (s. Kap. 4.4) werden nun verhaltens- und verhältnispräventive Maßnahmen im Bereich umschriebener Lebenswelten miteinander kombiniert. So werden z.B. in Schulen verschiedene Aktionen und Aufklärungsveranstaltungen unter dem Thema „Bewegte Schulen" (s. Linkverzeichnis [14] in Kap. 13) durchgeführt und gleichzeitig Konzepte zur Gestaltung von bewegungsfreundlichen Schulhöfen umgesetzt. Hierzu gehört auch, dass genügend Fahrradständer angeboten werden und ein guter Anschluss an das örtliche Fahrradwegenetz vorhanden ist, um es Schülern und Lehrern zu ermöglichen, mit dem Fahrrad zur Schule zu kommen. Ein weiteres Beispiel aus dem Bereich der Alkoholprävention zeigt Abbildung 3-5. Das Aufklärungsplakat richtet sich an potenzielle jugendliche Alkoholkonsumenten. Es verdeutlicht ihnen die Folgen eines übermäßigen Alkoholkonsums. Parallel dazu wurde z.B. in Baden-Württemberg im Jahr 2008 ein nächtliches Alkoholverkaufsverbot (zwischen 22.00 und 5.00 Uhr) v.a. für

15 *interagieren* = wechselseitig aufeinander einwirken.

Tankstellen, Kioske und Supermärkte ausgesprochen, um die Zahl der in den Jahren zuvor stark angestiegenen nächtlichen Trinkgelage sowie die Zahl der daraus folgenden Alkoholvergiftungen bei Jugendlichen zu reduzieren.

Aufgabe 8

a) Finden Sie über das Internet zwei Beispiele, die durch eine Kombination von verhaltens- und verhältnispräventiven Maßnahmen charakterisiert sind. Beschreiben Sie diese Maßnahmen mit eigenen Worten und geben Sie eine kurze Stellungnahme dazu ab.
b) Welche Maßnahmen der Verhaltens- und der Verhältnisprävention können Sie für Ihren Betrieb/Ihre Institution/Ihre Hochschule im Rahmen eines Projekts der *Betrieblichen Gesundheitsförderung* sinnvoll miteinander kombinierten? (2 Beispiele)

3.5 Bevölkerungs- und Hochrisikogruppen-Ansatz der Prävention

Präventive Maßnahmen können sich entweder

- auf die ganze Bevölkerung eines Gebietes beziehen **(bevölkerungsbezogener Ansatz)** oder
- nur auf diejenigen Menschen in einer Bevölkerung, die ein höheres oder hohes Risiko haben, an einer bestimmten Erkrankung zu erkranken **([Hoch-]Risikogruppen-Ansatz)**.

Bei einem **bevölkerungsbezogenen Ansatz** müssen sich sehr viele Menschen einer bestimmten Präventionsmaßnahme unterziehen, damit sich ein gesamtgesellschaftlicher Nutzen in Form einer relevanten Senkung der Krankheitslast *(Burden of Disease*, s. unten) ergibt. Es ist jedoch in der Regel nur ein kleiner Anteil der Bevölkerung, der von einer solchen Maßnahme dadurch profitiert, dass er die Krankheit nicht entwickelt. Viele Menschen haben nur ein niedriges Risiko und würden auch ohne die präventive Maßnahme nicht an dieser Krankheit erkranken. Sie ziehen also keinen Vorteil daraus, an der Maßnahme teilgenommen zu haben.

Definition „Krankheitslast"
Mit dem Konzept der Krankheitslast (*Burden of Disease*) versucht man die Gesamtkrankheitslast zu erfassen, der eine Population ausgesetzt ist. Zu ihr gehören Einschränkungen durch Krankheit, Unfälle und Behinderungen ebenso wie der frühzeitige Tod. Der Gesundheitszustand einer Population wird dabei mit der Idealsituation verglichen, in der alle Mitglieder bei guter Gesundheit altern würden. Die Krankheitslast wird in „Disability Adjusted Life Years" (DALYs; *auch:* Disease-Adjusted Life Years [Lost]) angegeben, d.h. in der Zahl der verlorenen Lebensjahre durch vorzeitigen Tod kombiniert mit dem Verlust an Lebenszeit durch Behinderung.

Dagegen ist der Vorteil für den Einzelnen bei einem **(Hoch-)Risikogruppenansatz** wesentlich größer. Zielpersonen sind hier gesunde Personen mit einem hohen oder sehr hohen Risiko, später an einer bestimmten Krankheit zu erkranken bzw. Personen, bei denen bereits eine Vorstufe der Erkrankung aufgetreten ist. Solche Strategien lassen sich meist leichter auf die entsprechende Zielgruppe zuschneiden, sind oft auch leichter durchführbar und kosteneffizienter (d.h. sie haben eine recht hohe Wirkung bei gleichzeitig niedrigen Kosten). Andererseits besteht jedoch die Gefahr, dass die Zielpersonen durch die Teilnahme an der präventiven Maßnahme stigmatisiert werden (s. unten).

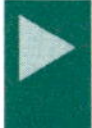

Definition „Stigmatisierung"
Bei diesem Vorgang schreiben Menschen bestimmten anderen Menschen negativ bewertete Merkmale und Eigenschaften zu. Diese werden dadurch in sozialer Hinsicht diskriminiert.

Bei der Durchführung von präventiven Maßnahmen kann es also zu einem Konflikt zwischen den Interessen der gesamten Gesellschaft und denen des einzelnen Menschen kommen. Maßnahmen, die der Bevölkerung großen Nutzen bringen, können für den Einzelnen wenig nützlich oder vollkommen unnütz sein – und umgekehrt. Der britische Epidemiologe *Geoffrey Rose* (1926–1993) bezeichnete dies Anfang der 1980er-Jahre erstmals als so genanntes **Präventions-Paradox**. Hierfür verwendete er folgendes Beispiel aus dem Bereich der koronaren Herzkrankheiten (s. unten):

- Wählt man einen **bevölkerungsbezogenen Ansatz,** werden präventive Maßnahmen bereits bei vielen Menschen mit gering erhöhtem Risiko (wie z.B. grenzwertig hohem Blutdruck oder leicht erhöhtem Cholesterinspiegel) durchgeführt. Statistisch gesehen führt dies bei einer großen Menge von Personen dazu, dass die Zahl der kardiovaskulären Krankheitsereignisse oder vorzeitigen Todesfälle langfristig gesenkt wird. Diese Maßnahme nützt also der Gesamtpopulation in der Regel viel. Anders sieht es im Hinblick auf den einzelnen Menschen aus. Personen mit leicht erhöhtem Risiko merken kaum etwas davon, dass sie von diesen präventiven Maßnahmen profitieren (z.B. indem sich ihr Gesundheitszustand leicht verbessert oder sich ihre behinderungsfreie Lebenszeit etwas verlängert).
- Wählt man dagegen einen **Hochrisikogruppen-Ansatz,** beziehen sich die Maßnahmen ausschließlich auf Personen mit hohem Risiko oder schon vorhandener Symptomatik. In diesem Fall wären das z.B. stark übergewichtige Menschen oder Menschen mit Bluthochdruck bzw. Fettstoffwechselstörung. Für diese ist der individuelle Gesundheitsgewinn durch die frühzeitige Behandlung und die Möglichkeiten der tertiären Prävention wesentlich höher als bei Menschen mit niedrigerem Risiko. Da es sich bei der Hochrisikogruppe jedoch nur um einen relativ kleinen Teil der Bevölkerung handelt, ist der Effekt im Hinblick auf die gesamte Population geringer.

Wie dieses Beispiel zeigt, basiert das Präventionsparadox auf dem Risikofaktorenmodell (s. Kap. 1.1.1) und gilt v.a. für präventivmedizinische Maßnahmen. Ein typisches Beispiel wäre z.B. das opportunistische[16] oder bevölkerungsbasierte Screening (s. Kap. 1.1.1) zur Früherkennung von Brust- oder Darmkrebs.

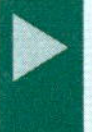

Definition „Koronare Herzkrankheiten"
Erkrankungen der Herzkranzgefäße, die zu einer Minderversorgung des Herzmuskels mit Sauerstoff und Nährstoffen führen können. Folge: Herzenge (Angina pectoris), Herzinfarkt.

Aus Public-Health-Sicht ist es wichtig, möglichst viele Krankheitsereignisse oder vorzeitige Todesfälle zu verhindern. Daher ist für Public-Health-Fachleute der bevölkerungsbezogene Ansatz der lohnendere. Allerdings sinkt mit zunehmender Größe der Gruppe der direkt erfahrene Nutzen bei den Teilnehmern. Es werden viele Menschen untersucht und/oder behandelt, die auch ohne die Maßnahme nicht erkrankt wären. Sie hätten im Einzelfall eventuell nicht nur keinen Nutzen, sondern sogar noch einen Schaden (etwa wenn Nebenwirkungen der Therapie auftreten oder eine Untersuchung misslingt).

Die WHO empfiehlt daher, die „richtige Balance" zwischen bevölkerungsbasiertem Ansatz und (Hoch-)Risikogruppen-Ansatz zu wählen. Dies bedeutet v.a., dass bei der Planung und Umsetzung eines bevölkerungsbasierten Ansatzes epidemiologische bzw. sozioökonomische Variablen berücksichtigt werden sollen, die Einfluss auf das Erkrankungsrisiko haben. Dies wären z.B. Alter, Geschlecht, sozialer Status, Lebensweise oder Gesundheitsverhalten. In Deutschland werden daher beispielsweise nur Frauen im Alter von 50 bis 69 Jahren zum Mammografie-Screening (als Brustkrebs-Früherkennungsmaßnahme) eingeladen, da der Tumor überwiegend bei Frauen und in dieser Altersstufe auftritt. Darüber hinaus ist es bei einem bevölkerungsbasierten Ansatz besonders wichtig sicherzustellen, dass durch die Maßnahmen keine schädlichen Nebenwirkungen auftreten, da sehr viele Menschen eben nicht direkt davon profitieren.

3.6 Zielgruppenprävention

Bei dem im vorhergehenden Kapitel besprochenen (Hoch-)Risikogruppen-Ansatz handelt es sich um eine Form der **Zielgruppenprävention.** Hierbei werden krankheitspräventive Maßnahmen nicht für die gesamte Gesellschaft, sondern nur für bestimmte, klar definierte Zielgruppen erarbeitet. Beispiel für eine Zielgruppenprävention wäre etwa die FSME-Impfung[17], die nur Personen mit einem erhöhten Expositionsrisiko (d.h. Kindern und Erwachsenen, die in einem FSME-Risikogebiet leben oder in dieses reisen sowie beruflich exponierten Personen wie Waldarbeitern oder Landwirten; s. unten) angeboten wird.

---

16 *Opportunistisches Screening:* Auch wildes, unorganisiertes Screening genannt; Vorsorgeuntersuchung in einer Arztpraxis, die einem Patienten im Rahmen eines Arztbesuches angeboten wird.

17 FSME = Frühsommer-Meningoenzephalitis, eine durch Zecken übertragene Viruserkrankung.

Definition „Expositionsrisiko"

Als *Exposition* bezeichnet man die Summe aller Umgebungseinflüsse, die auf ein Lebewesen einwirken. Unter dem Begriff *Expositionsrisiko* versteht man in diesem Zusammenhang die statistische Wahrscheinlichkeit, dass es zu einem Kontakt mit einer krankheitsauslösenden Substanz bzw. zu einer Erkrankung infolge einer spezifischen Exposition kommt. In dem geschilderten Fall ist das *Expositionsrisiko* das spezifische Risiko, mit einer FSME-infizierten Zecke in Kontakt zu kommen (und ggf. dadurch zu erkranken).

Aufgabe 9

a) Worin unterscheiden sich bevölkerungsbezogener Ansatz und (Hoch-)Risikogruppen-Ansatz im Bereich der Prävention?

b) Beziehen Sie die beiden Ansätze auf die Situation in Ihrem Betrieb/Ihrer Institution/Ihrer Hochschule und beschreiben Sie jeweils eine Maßnahme, die sich auf die ganze Betriebs- bzw. Hochschulpopulation (= die ganze Belegschaft/alle Hochschulangehörigen) bzw. nur auf eine bestimmte Risikogruppe bezieht.

4 Gesundheitsförderung

4.1 Ziele

Krankheitsprävention und **Gesundheitsförderung** haben beide das Ziel, die Gesundheit und Lebensqualität von möglichst vielen Menschen zu erhöhen. Gesundheitsförderungsmaßnahmen erreichen dies dadurch, dass sie gesundheitserhaltende Lebensbedingungen schaffen und die gesundheitsförderlichen Ressourcen der Menschen stärken. Sie helfen, die Lebensbedingungen der Menschen so zu gestalten, dass ihnen möglichst viele solcher Ressourcen zur Verfügung stehen. Die Ressourcen können dabei im Menschen selbst liegen **(internale Ressourcen)** oder in seiner Umwelt **(externale Ressourcen).**

Um die Gesundheit von Menschen zu fördern, werden also Maßnahmen durchgeführt, die zwei voneinander abhängige, ineinander wirkende Prozesse in Gang setzen:

- Zum einen sollen damit die gesellschaftlichen Bedingungen so verändert werden, dass sich die **gesundheitsrelevanten Lebensbedingungen verbessern.**
- Zum anderen sollen die Menschen hierdurch befähigt werden, **gesündere Verhaltensmuster zu übernehmen** und sich für gesunde Lebensbedingungen einzusetzen.

Eine erste, allgemein akzeptierte Definition von **Gesundheitsförderung** findet sich in der Ottawa Charta (s. Kap. 2.2):

> „Gesundheitsförderung zielt auf einen Prozess, allen Menschen ein höheres Maß an Selbstbestimmung über ihre Gesundheit zu ermöglichen und sie damit zur Stärkung ihrer Gesundheit zu befähigen. Um ein umfassendes körperliches, seelisches und soziales Wohlbefinden zu erlangen, ist es notwendig, dass sowohl Einzelne als auch Gruppen ihre Bedürfnisse befriedigen, ihre Wünsche und Hoffnungen wahrnehmen und verwirklichen sowie ihre Umwelt meistern bzw. verändern können. In diesem Sinne ist die Gesundheit als ein wesentlicher Bestandteil des alltäglichen Lebens zu verstehen und nicht als vorrangiges Lebensziel. Gesundheit steht für ein positives Konzept, das in gleicher Weise die Bedeutung sozialer und individueller Ressourcen für die Gesundheit betont wie die körperlichen Fähigkeiten. Die Verantwortung für Gesundheitsförderung liegt deshalb nicht nur beim Gesundheitssektor, sondern bei allen Politikbereichen und zielt über die Entwicklung gesünderer Lebensweisen hinaus auf die Förderung von umfassendem Wohlbefinden hin."

Sie sieht den Menschen als proaktiv[18] handelndes Individuum in einer Gesellschaft, die es ihm ermöglicht, sich für seine Gesundheit und die Gesundheit aller einzusetzen. Gesundheitsförderung beruht dabei auf bestimmten Werten. Hierzu gehören Fairness *(Equity)*, Chancengleichheit *(Equality of Opportunity)* und Partizipation (Teilhabe, *Participation)*. Gesundheitsrelevante Ressourcen wie z.B. ein ausreichendes Einkommen, gesunde Wohnbedingungen oder ein umfangreiches soziales Netzwerk, sind oft ungleich in der Bevölkerung verteilt. Maßnahmen der Gesundheitsförderung sollten daher immer auch den Aspekt der Chancengleichheit mit berücksichtigen (s. Kap. 5). Um dies zu erreichen, werden oft Methoden des **Empowerments** (s. Kap. 4.2) und der **Partizipation** (s. Kap. 4.3) eingesetzt, da gesundheitsfördernde Maßnahmen v.a. dann nachhaltig wirken, wenn es den Betroffenen möglich war, von Anfang an aktiv daran mitzuwirken (s. Beispiel).

Beispiel: Der sozial-integrative Triathlon Berlin-Hohenschönhausen

„Das Pilotprojekt ‚Sozial-integrativer Triathlon Berlin-Hohenschönhausen' wurde im Rahmen der Nationalen Stadtentwicklungspolitik im Handlungsbereich ‚Chancen schaffen und Zusammenhalt bewahren – Soziale Stadt' in der Zeit von April 2009 bis Juni 2012 vom Bundesministerium für Verkehr, Bau und Stadtentwicklung (BMVBS) gefördert.

Das Projekt zielte darauf ab, Kinder und Jugendliche – insbesondere aus sozial benachteiligten Lebensverhältnissen – Sport- und Bewegungsangebote nachhaltig zu offerieren, um für Gesundheitsförderung zu aktivieren, Sport- und Bewegungsbarrieren außerhalb der Vereinsstruktur abzubauen und niedrigschwellige Sport- und Bewegungszugänge zu ermöglichen. Konzeptionell folgte das Projekt den Ansätzen der Sozialraumorientierung und berücksichtigt dabei auch die Interessen und Wünsche der Bewohnerinnen und Bewohner im Stadtteil. ..."

Das *Good-Practice-Gesundheitsförderungsprojekt* aus Berlin wurde für die Kriterien „Innovation und Nachhaltigkeit", „Settingansatz" und „Integriertes Handlungskonzept/Vernetzung" ausgezeichnet.

Quelle: Mit freundlicher Genehmigung von *Gesundheit Berlin-Brandenburg*, s. Linkverzeichnis [15] in Kap. 13.

Es gibt auf allen gesellschaftlichen Ebenen Faktoren und Prozesse, die Einfluss auf unsere Gesundheit haben. Die Lebensbedingungen in unserer Stadt, unserem Stadtviertel oder unserem Dorf beeinflussen unsere Gesundheit ebenso wie unsere Arbeitsbedingungen, unsere Wohnbedingungen, das uns zur Verfügung stehende Schulsystem oder die Zugehörigkeit zu einer Religionsgemeinschaft. Einfluss auf unsere Gesundheit haben natürlich auch die politischen Kräfte auf Bundes-, Landes- oder Gemeindeebene, die gesundheitsrelevante Politik betreiben. Dies sind v.a. (aber nicht nur!) Akteure in den Bereichen der Gesundheits-, Umwelt- und Verkehrspolitik. Ein Beispiel hierfür ist

18 *proaktives Handeln*: bezeichnet v.a. im angelsächsischen Sprachraum das bejahende Handeln aus eigenem Antrieb, im Gegensatz zum abwartenden, reaktiven Handeln.

etwa der Erlass von Gesetzen zum Nichtraucherschutz (Erhöhung der Tabaksteuer; Verbot von Tabakwerbung in den Medien; Rauchverbot in öffentlichen Gebäuden wie Restaurants und Bahnhöfen). Hierdurch wird für viele Menschen das Risiko einer schädlichen Tabakrauch-Exposition reduziert. Sie verfügen damit über eine ihre Gesundheit fördernde Ressource.

Maßnahmen der Gesundheitsförderung setzen heute oftmals dort an, wo Menschen leben, lernen und arbeiten. Solche Lebensräume bezeichnet man als auch **Settings.** Kap. 4.4 geht näher auf den Setting-Ansatz in der Gesundheitsförderung ein.

4.2 Empowerment

Der aus dem Englischen stammende Begriff des **Empowerments** bezeichnet

- zum einen den Prozess der „Selbstermächtigung" oder „Befähigung",
- zum anderen aber auch die professionelle Unterstützung bei diesem Prozess.

Ziel des **Empowerments** ist es, dass die betroffenen Menschen das Gefühl von Macht- und Einflusslosigkeit überwinden und dabei ihre eigenen Ressourcen kennen und nutzen lernen. Durch Maßnahmen des Empowerments (s. unten) werden sie in die Lage versetzt, ihr Leben autonomer und selbstbestimmter zu gestalten und ihre Interessen selbstverantwortlich und selbstbestimmt zu vertreten.

Bedingungen, durch die Empowerment-Prozesse angestoßen werden können

Fachkräfte für Gesundheitsförderung können für die Entdeckung von **Empowermentprozessen** im Alltag sensibel werden und sie gezielt fördern durch

- Bereitstellung von instrumentellen Hilfen (Räume, Finanzen etc.),
- Befähigung zur Reflexion von Problemen, Bedürfnissen und Ressourcen,
- Aufzeigen oder Schaffen von Handlungsspielräumen,
- Anbieten von Orientierungshilfen und Erschließen von Informationsquellen,
- Unterstützung bei der Erarbeitung von Entscheidungen, Lösungen und Zielen,
- Unterstützung von Selbstorganisation und Selbsthilfe,
- Mediation und
- sozialpolitische Einflussnahme.

Quelle: Zitiert nach Sven Brandes und Wolfgang Stark. Empowerment/Befähigung. Leitbegriffe der Gesundheitsförderung der Bundeszentrale für gesundheitliche Aufklärung (BZgA); s. Linkverzeichnis [16] in Kap. 13.

Im Gegensatz zum früher – etwa im Bereich der Alten- und Behindertenarbeit – weit verbreiteten **Defizit-Modell** sieht das **Empowerment-Konzept** in erster Linie die **Potenziale und Ressourcen** eines Menschen und nicht vorrangig seine Mängel und Defizite. Seine vordringliche Aufgabe liegt daher in der Stärkung der vorhandenen Potenziale und der Ermutigung, diese weiter auszubauen. Allerdings beinhaltet auch der Empowerment-Ansatz zuerst einmal die durch Experten getroffene Feststellung, dass eine bestimmte

Person oder Gruppe Empowerment benötigt. Auch dies ist eine Defizit-Diagnose. Darüber hinaus wird diskutiert, ob der Empowerment-Ansatz wirklich auf jeden Menschen anwendbar ist. So sind etwa schwer geistig behinderte Menschen, demente Menschen oder psychisch kranke Menschen in akuten Krisensituationen nicht oder nicht in jedem Fall in der Lage, Entscheidungen für sich zu treffen.

4.3 Partizipation

„Eine aufgeklärte öffentliche Meinung und eine tätige Mitarbeit der Bevölkerung sind für die Verbesserung der Gesundheit der Völker von höchster Wichtigkeit."

(Zitat aus der Verfassung der WHO)

Partizipation bedeutet Teilhabe, Einbeziehung oder Mitbestimmung. Im Bereich Public Health versteht man darunter v. a. die Einbeziehung aller Beteiligten in die Planung und Umsetzung von gesundheitsfördernden bzw. krankheitspräventiven Maßnahmen. Beteiligt sein können einzelne Individuen, Gruppen von Individuen oder auch Organisationen, die von der Maßnahme betroffen sind (so genannte Stakeholder; s. unten).

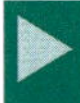

Definition „Stakeholder"

Unter dem aus dem Englischen stammenden Begriff *Stakeholder* versteht man in der Gesundheitsförderung und in Public Health solche Personen oder Gruppen, die ein besonderes Interesse an einem Prozess oder einem Projekt in diesen Bereichen haben. Es sind also Interessenvertreter oder Interessengruppen.

So sollten z. B. in die Planung und Umsetzung von gesundheitsfördernden Maßnahmen im Setting Schule (s. Kap. 4.4) neben Gesundheitsfachleuten sinnvollerweise nicht nur die Schulleitung und das Lehrerkollegium mit einbezogen werden, sondern auch die Schüler sowie der Hausmeister, die Mitarbeiter der Kantine und andere Beschäftigte der Schule. Sind von der geplanten Maßnahme auch Bereiche außerhalb der Schule betroffen, sind selbstverständlich auch Vertreter dieser Bereiche (z. B. der Stadtverwaltung, der Nachbarn etc.) am Entscheidungsprozess zu beteiligen (s. Beispiel).

Beispiel: Partizipation – Jugendliche reden bei der Gestaltung einer Skateranlage mit

„Die von Wennigser Jugendlichen seit Jahren gewünschte Anlage für Skater und BMX-Radfahrer kann vermutlich erst im nächsten Jahr gebaut werden. Trotzdem sollen die Freizeitsportler schon jetzt ihre Wünsche für mögliche Rampen und Hindernisse äußern.

WENNIGSEN. Sechs Wochen haben die rund 20 interessierten Jungen und Mädchen laut Jugendbürgermeister Jakob Danehl nun Zeit, um Zeichnungen von einem

geeigneten Parcours anzufertigen. ‚Die kennen sich ja auch am besten mit den Rampen aus', sagt Danehl.
Seit etwa vier Jahren bereits besteht in Wennigsen unter Jugendlichen Interesse an einem Skater- und BMX-Park. Nach bisherigen Planungen stellt die Gemeinde dafür eine rund 1.000 Quadratmeter große Fläche unterhalb eines Parkplatzes neben dem Wasserpark am Bröhnweg zur Verfügung. Seit etwa einem Jahr befasst sich eine Arbeitsgruppe (AG) mit Vertretern aller Ratsfraktionen sowie des Jugendparlaments genauer mit dem Projekt. Im März hatte sich die AG ähnliche Anlagen in der Region angeschaut, um Ideen zu sammeln. Fest steht bereits, dass Teile des Areals betoniert werden sollen. ‚An einigen Stellen werden Erdhügel als Hindernisse aufgeschüttet', sagt der Jugendbürgermeister ..."

Quelle: Online-Ausgabe der Neuen Presse, Hannover; 25.04.2013, Ingo Rodriguez; s. Linkverzeichnis [17] in Kap. 13.

Partizipation bedeutet jedoch nicht nur, ein **Recht** wahrzunehmen. Mit der Wahrnehmung dieses Rechts ist immer auch **Verantwortung** verbunden, die im Sinne der Interessen der Gemeinschaft übernommen werden sollte.

4.4 Setting-Begriff

Im Bereich Public Health bezeichnet man mit dem Begriff **Setting** verschiedene, im Hinblick auf ihre gesundheitsrelevanten Bedingungen voneinander abgrenzbare Lebenswelten der Menschen. Dieser Ansatz basiert auf der Ottawa-Charta (s. Kap. 2.2), in der die Schaffung von gesundheitsfördernden Lebenswelten als eines der fünf vorrangigen Handlungsfelder der Gesundheitsförderung darstellt wird. Aufgabe der Gesundheitsförderung ist es, diese Lebenswelten so zu verbessern, dass möglichst alle Menschen im Hinblick auf ihre Gesundheit optimal davon profitieren können. Beispiele für solche Settings sind Städte, Schulen, Betriebe, Krankenhäuser, Wohnviertel oder auch Gefängnisse.

So soll etwa im Rahmen von **gesundheitsfördernden Schulen** der Lern- und Arbeitsplatz Schule so umgestaltet werden, dass die Gesundheit der dort Lernenden und Arbeitenden möglichst umfassend gefördert wird. Dazu werden die Beteiligten (Lehrkräfte, Schüler und andere Beschäftigte) von Beginn an in diesen Prozess eingebunden. Typische gesundheitsfördernde Maßnahmen im **Setting „Schule"** sind Änderungen in der Architektur und Ausstattung der Schulen (z. B. bewegungsfördernde Geräte auf dem Schulhof, ein ausreichendes Angebot an überdachten Fahrradständern, die Anbindung an ein sicheres Fahrradwegenetz, Ruheräume, Abschaffung von „Raucherecken", keine Automaten mit Süßigkeiten oder Süßgetränken auf dem Schulgelände), aber auch ein gesundheitsförderndes Essensangebot, kürzere Sitzphasen für die Schüler, Bewegungs- und Entspannungsangebote zwischen diesen Phasen (z. B. „Schule bewegt": s. Linkverzeichnis [18] in Kap. 13). Auch eine Verbesserung der Kommunikation und Interaktion zwischen Eltern, Schülern und Lehrern gehört hierzu.

Im **Setting „Betrieb“** ist es Aufgabe der **Betrieblichen Gesundheitsförderung,** die Gesundheit der hier arbeitenden Menschen zu fördern. Betriebliche Gesundheitsförderung beinhaltet dabei weitaus mehr als Arbeitsschutz und die Prävention von arbeitsbedingten Erkrankungen. Wie im Setting Schule werden hier Maßnahmen der Verhaltens- und der Verhältnisprävention miteinander kombiniert. Eine erfolgreiche und nachhaltige Umsetzung der geplanten Maßnahmen ist in der Regel nur dann möglich, wenn alle Beteiligten möglichst frühzeitig mit einbezogen werden. Hierzu gehören neben der Betriebsleitung und den Führungskräften auch alle anderen Mitarbeiter eines Betriebes. Typische Maßnahmen der Betrieblichen Gesundheitsförderung sind neben den „klassischen“ Angeboten, wie z.B. der ergonomischen Arbeitsplatzgestaltung (s. unten), der Einrichtung von Betriebssportgruppen, gesunder Kantinenernährung oder Kursen zum Umgang mit Stress, auch eine wertschätzende Unternehmenskultur, Maßnahmen der Arbeitszeitgestaltung (z.B. eine sinnvolle Pausengestaltung, ein gesundheitsschonender Schichtrhythmus) oder Maßnahmen der stufenweisen Wiedereingliederung nach längeren Krankheitszeiten.

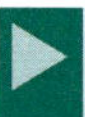

Definition „Ergonomische Arbeitsplatzgestaltung“
Gestaltung des Arbeitsplatzes mit dem Ziel, ein möglichst gutes, fehlerfreies Arbeiten zu ermöglichen und den dort arbeitenden Menschen vor Gesundheitsschäden zu schützen.

Zum Netzwerk **Health Promoting Hospitals** (s. Linkverzeichnis [20] in Kap. 13, s.a. Deutsches Netz Gesundheitsfördernder Krankenhäuser; Linkverzeichnis [21] in Kap. 13) haben sich Krankenhäuser zusammengeschlossen, deren Ziel es ist, allen Gruppen innerhalb des **Settings „Krankenhaus“** eine gesunde Umgebung zu bieten und ihre Gesundheit zu fördern. Hierzu gehören neben den Patienten und ihren Angehörigen das Pflegepersonal, die Ärzte, das medizinisch-technische Personal sowie die Mitarbeiter in Verwaltung und Service. Zu ihren wichtigsten Zielen gehört es, die Arbeitsbedingungen – und hier insbesondere die Routinetätigkeiten – so zu verändern, dass dies der Gesundheit aller zugutekommt. Auch hier ist Partizipation, d.h. die Einbeziehung aller Beteiligten, ein sehr wichtiger Punkt. Typischerweise arbeitet man dabei in sog. **Gesundheitszirkeln** (s. Beispiel folgende Seite) zusammen. Dies sind Gruppen, die sich aus den jeweils betroffenen Beschäftigten zusammensetzen. In diesen Zirkeln können die Beteiligten die Bedürfnisse der Mitarbeiter ihres Arbeitsbereiches artikulieren, es werden Verbesserungsvorschläge gesammelt und für die jeweiligen Arbeitsbereiche verbindliche Veränderungen vereinbart. Die gesundheitsfördernden Maßnahmen im Krankenhaus können sehr unterschiedlich sein. Auch hier werden wieder Maßnahmen der Verhältnis- und der Verhaltensprävention miteinander kombiniert. Solche Interventionen betreffen z.B. die Arbeitsbedingungen und Arbeitszeitbedingungen im Pflegebereich oder im ärztlichen Bereich, die Krankenhausverpflegung, die Patientensicherheit, die Kommunikation innerhalb des Krankenhauses oder zwischen Krankenhaus, Patienten, niedergelassenen Ärzten, Therapeuten und ambulanter Pflege.

Beispiel: Merkmale eines Gesundheitszirkels

- Im Mittelpunkt steht das „Experten"wissen der Beschäftigten um gesundheitlich beeinträchtigende Anforderungen an ihren Arbeitsplätzen.
- Es werden Vorschläge zur gesundheitsgerechten Arbeitsgestaltung erarbeitet.
- Eine Kleingruppe trifft sich regelmäßig über einen begrenzten Zeitraum.
- Für die Leitung sollte ein geschulter Moderator mit einbezogen werden.
- Es können unterschiedliche Modelle eingesetzt werden.

Leitidee der Gesundheitszirkel ist die aktive Einbeziehung der Mitarbeiter in Planung und Umsetzung betrieblicher Gesundheitsförderung. Als Experten ihrer Arbeitssituation tragen sie entscheidend zum Erfolg bei.

Quelle: Wittig-Goetz U. Gesundheitszirkel. Infoline Gesundheitsförderung, Informationsdienst des hessischen RKW-Arbeitskreises „Gesundheit im Betrieb". Hessisches Ministerium für Soziales und Integration und RKW Kompetenzzentrum; s. Linkverzeichnis [22] in Kap. 13.

Aufgabe 10

a) Beziehen Sie die in diesem Kapitel erarbeiteten Inhalte der Begriffe „Gesundheitsförderung", „Empowerment", „Partizipation" und „Setting" auf die Ziele und Inhalte von „Gesundheit 21". Wo und in welchem Zusammenhang finden Sie die Begriffe dort?

b) Beschreiben Sie eine gesundheitsfördernde Maßnahme für Ihren Betrieb/Ihre Institution/Ihre Hochschule, die all diese Aspekte mit berücksichtigt.

5 Gesundheitliche Ungleichheit

5.1 Soziale Determinanten der Gesundheit

Unter dem Begriff der **gesundheitlichen Ungleichheit** *(Health Inequalities)* versteht man die unterschiedlichen gesundheitlichen Chancen von verschiedenen Bevölkerungsgruppen. Grundsätzlich ist Ungleichheit im Hinblick auf die Gesundheit normal. Ältere Menschen haben z. B. ein höheres Sterberisiko als jüngere, Männer ein höheres als Frauen. Kinder haben ein höheres Risiko an bestimmten Infektionskrankheiten („Kinderkrankheiten") zu erkranken als Erwachsene und junge Sportler haben ein höheres Verletzungsrisiko als gleichaltrige Nicht-Sportler. Diese Unterschiede lassen sich oft nicht ändern, einige Unterschiede werden von den Betroffenen freiwillig in Kauf genommen.

Es gibt jedoch auch gesundheitliche Ungleichheit, die vermeidbar ist. Dies gilt insbesondere für sozial bedingte gesundheitliche Ungleichheit. Sie wird auch als **gesundheitliche Ungerechtigkeit** *(Health Inequity)* bezeichnet. Die materiellen, sozialen und kulturellen Bedingungen, in denen Menschen leben und arbeiten, haben z. T. erheblichen Einfluss auf ihre Gesundheit. Solche Faktoren, die die Gesundheit der Menschen erkennbar beeinflussen, bezeichnet man auch als **Soziale Determinanten der Gesundheit** *(Social Determinants of Health)*. Hierzu gehören neben den Einkommensverhältnissen und der Bildung auch die Arbeits-, Wohn- und Umweltbedingungen, die Belastung durch Stress, die soziale Unterstützung sowie der Zugang zu medizinischer/pflegerischer Versorgung und gesundheitsfördernden Angeboten. *Margaret Whitehead* und *Göran Dahlgren* haben hierzu in den 1990er Jahren an der Universität Liverpool ein Modell entwickelt, das die Wirkung dieser Faktoren auf verschiedenen Ebenen darstellt (s. Abbildung 5-1). Diese Ebenen reichen vom Individuum über den Familien- und Freundeskreis bis hin zum globalen Miteinander. Auf jeder Ebene finden sich Ursachen für ein erhöhtes Erkrankungsrisiko, aber auch mögliche Ressourcen, um ein gesünderes Leben führen zu können. Solche materiellen oder nicht materiellen Ressourcen können im Menschen selbst oder in seiner Umwelt liegen.

Um diesem komplexen System gerecht zu werden, kann Prävention und Gesundheitsförderung nur dann sinnvoll sein, wenn beide auch auf allen diesen Ebenen ansetzen, und zwar indem sie

- die **strukturellen Bedingungen** (z. B. die Wohnbedingungen) ebenso wie
- das **Handeln** der in diesen Bedingungen lebenden Menschen (z. B. im Hinblick auf mehr Bewegung, gesünderes Essen)

so ändert, dass diese die Gesundheit der Menschen positiv beeinflussen.

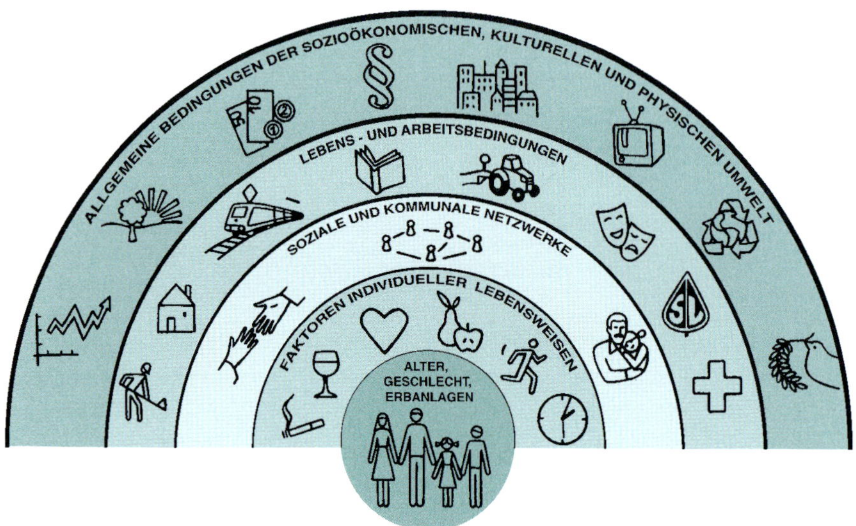

Abbildung 5-1: Soziale Determinanten der Gesundheit. Modell des Fonds Gesundes Österreich nach Whitehead und Dahlgren (1991). Quelle: Mit freundlicher Genehmigung der Gesundheit Österreich GmbH – Fonds Gesundes Österreich, s. Linkverzeichnis [23] in Kap. 13.

5.2 Einkommen, soziale Herkunft, Migration

Gesundheitlich benachteiligte Gruppen gibt es auch in Deutschland und anderen wohlhabenden Ländern. Dies sind z.B. Menschen mit niedrigem Einkommen, Migranten oder behinderte Menschen. Tabelle 5-1 zeigt als Beispiel den Zusammenhang zwischen der Lebenserwartung von Männern und Frauen in Deutschland und ihrem Einkommen.

Menschen mit höherem Einkommen haben hiernach eine wesentlich größere Chance auf ein langes, gesundes Leben. Dieser Unterschied ist bei Männern noch stärker ausgeprägt als bei Frauen. So hatten 65-jährige Männer im Zeitraum zwischen 1995 und 2005 noch eine durchschnittliche Lebenserwartung von 15,7 Jahren – sie konnten damit durchschnittlich 80,7 Jahre alt werden – und 65-jährige Frauen noch eine durchschnittliche Lebenserwartung von 19,3 Jahren – sie konnten durchschnittlich noch 84,7 Jahre alt werden. Dabei gab es allerdings einen Unterschied von 7,4 Jahren (19,7 J. minus 12,3 J.) zwischen den Männern aus der niedrigsten und denen aus der höchsten Einkommensgruppe. Bei den Frauen war der einkommensabhängige Unterschied mit 6,3 Jahren (22,5 J. minus 16,2 J.) etwas geringer. Ähnliches findet sich bei der Betrachtung der gesunden Lebensjahre, d.h. der Jahre, die bei gutem oder sehr gutem allgemeinem Gesundheitszustand verbracht werden. Auch hier zeigen sich bei den über 65-Jährigen einkommensabhängige Unterschiede von bis zu 5,9 Jahren bei den Männern bzw. 3,9 Jahren bei den Frauen. Diese Unterschiede kommen v.a. dadurch zustande, dass chronische Erkrankungen bei Menschen mit unterdurchschnittlichem Einkommen wesentlich häufiger und frühzeitiger auftreten und einen ungünstigeren Verlauf nehmen als bei Personen mit hohem Einkommen. Das Auftreten von chronischen Erkrankungen ist wiederum sehr stark von den

Tabelle 5-1: Allgemeine und gesunde Lebenserwartung der Menschen in Deutschland, unterschieden nach Einkommen und Geschlecht. Datenbasis: SOEP und Periodensterbetafeln 1995–2005. Quelle: nach Lampert T, Kroll LE, Dunkelberg A. Soziale Ungleichheit der Lebenserwartung in Deutschland. Aus Politik und Zeitgeschichte; 2007; 42: 11–18.

Einkommen*	Lebenserwartung		gesunde Lebenserwartung		Anteil der gesunden Lebenserwartung	
	bei Geburt	ab 65	bei Geburt	ab 65	bei Geburt	ab 65
Männer						
0–60 %	70,1	12,3	56,8	10,5	81 %	85 %
60–80 %	73,4	14,4	61,2	12,5	83 %	87 %
80–100 %	75,2	15,6	64,5	13,7	86 %	88 %
100–150 %	77,2	17,0	66,8	14,8	87 %	87 %
> 150 %	80,9	19,7	71,1	16,4	88 %	83 %
gesamt	75,3	15,7	64,8	13,6	86 %	87 %
Frauen						
0–60 %	76,9	16,2	60,8	14,1	79 %	87 %
60–80 %	81,9	19,8	66,2	16,4	81 %	83 %
80–100 %	82,0	19,9	67,1	16,6	82 %	83 %
100–150 %	84,4	21,8	69,1	17,8	82 %	82 %
> 150 %	85,3	22,5	71,0	18,0	83 %	80 %
gesamt	81,3	19,3	66,6	16,2	82 %	84 %

* in % des gesellschaftlichen Mittelwertes (Median)

Lebensbedingungen der Menschen abhängig. Darüber hinaus treten gesundheitsschädigende Verhaltensweisen bei sozial benachteiligten Menschen auch deutlich häufiger auf als in der übrigen Bevölkerung. Armut kann also zu Krankheit führen, und Krankheit kann wiederum – z. B. über den Verlust des Arbeitsplatzes – einen weiteren sozialen Abstieg zur Folge haben.

Gesundheitliche Benachteiligung als Folge der sozialen Herkunft findet man z. B. bei Kindern und Jugendlichen, die in sozialen Brennpunkten leben. Dort kommt es typischerweise zu einer räumlichen Konzentration benachteiligter Familien in einem für eine gesunde Entwicklung ungünstigen Umfeld. Die hier aufwachsenden Kinder und Jugendlichen sind daher häufiger krank, haben häufiger Koordinations-, Sprach-, Seh- und Hörstörungen, leiden häufiger an Verhaltensauffälligkeit, praktizieren häufiger und früher gesundheitsschädigende Verhaltensweisen und erleiden häufiger Unfälle.

Ähnliche gesundheitliche Unterschiede findet man zwischen der Gruppe der Migranten und der übrigen Bevölkerung in Deutschland. So ist z. B. die Säuglingssterblichkeit bei Migranten mehr als doppelt so hoch wie in der übrigen Bevölkerung. Ursache hierfür ist v. a. die geringere bzw. spätere Inanspruchnahme von Schwangerschaftsvorsorge,

Geburtshilfe und kinderärztlicher Versorgung durch Menschen mit Sprachbarrieren und/oder geringer Bildung.

Noch größere gesundheitliche Unterschiede findet man zwischen den armen und den reichen Ländern der Welt. So war beispielsweise die Säuglingssterblichkeit im Jahr 2012 in Afghanistan (121,6/1.000 Lebendgeburten) und vielen afrikanischen Ländern (Mali: 108,7/1.000 Lebendgeburten; Somalia: 103,7/1.000 Lebendgeburten; Zentralafrikanische Republik: 97,2/1.000 Lebendgeburten) ungleich höher als in Deutschland, Österreich oder der Schweiz (jeweils etwa 4/1.000 Lebendgeburten).

5.3 Alter und Geschlecht

Frauen leben im Durchschnitt länger als Männer (s. Tabelle 5-1). Neben genetischen und hormonellen Unterschieden werden hier auch risikoreichere Verhaltensweisen, negative sozioökonomische Faktoren (insbesondere bei alleinlebenden Männern) und eine stärkere Stressbelastung im Berufsleben bei Jungen bzw. Männern als Ursachen diskutiert. Darüber hinaus leiden Männer auch häufiger an den wichtigsten zum Tode führenden Erkrankungen wie Herzkrankheiten, Schlaganfällen und bestimmten bösartigen Tumoren (z. B. Lungenkrebs; s. Abbildung 5-2).

Abbildung 5-3 zeigt die unterschiedliche Verteilung der zum Tode führenden Erkrankungen bei Jungen/Männern und Mädchen/Frauen in den verschiedenen Altersstufen in der WHO-Region Europa. Deutlich erkennbar ist, dass jüngere Frauen z. B. häufiger an

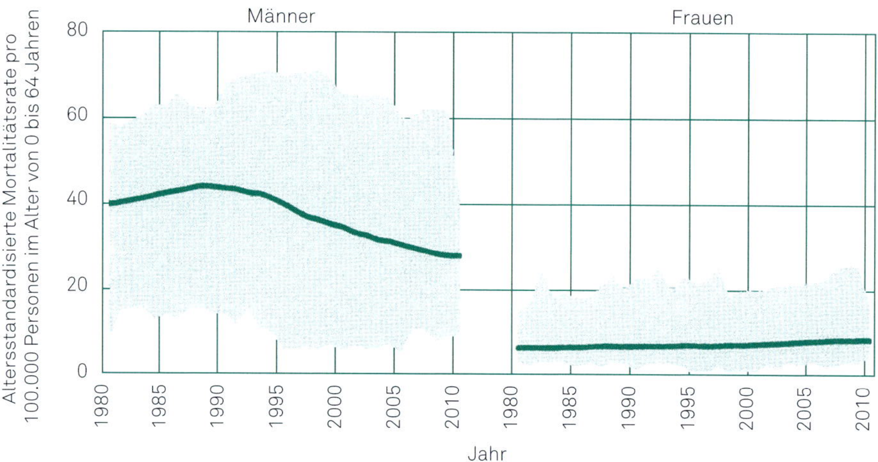

Abbildung 5-2: Sterblichkeit an Lungenkrebs in der WHO-Region Europa (1980–2010) in Abhängigkeit vom Geschlecht. Hierzu ist jedoch zu ergänzen, dass sich das Rauchverhalten (= der Haupt-Risikofaktor für die Entstehung von Lungenkrebs) bei Männern und Frauen in den letzten Jahrzehnten deutlich geändert hat. Die Zahl der Raucher unter den Männern sank, während die Anzahl der Raucherinnen über viele Jahre anstieg, sodass die Sterblichkeit an Lungenkrebs bei den Männern in den letzten Jahren ab-, bei den Frauen dagegen zunahm. Dies führte dazu, dass im Jahr 2015 der Lungenkrebs erstmals zur häufigsten Krebs-Todesursache bei den Frauen in der WHO-Region Europa (und z. B. auch in Deutschland) wurde. Quelle: Mit freundlicher Genehmigung der WHO Europe. The European Health Report 2012, S. 37, Abb. 30; s. Linkverzeichnis [24] in Kap. 12.

bösartigen Tumoren („Neoplasms“) sterben als gleichaltrige Männer. Jüngere Männer sterben dagegen wesentlich häufiger an äußeren Verletzungen und Vergiftungen („External causes of injury and poisoning“). Darüber hinaus ändert sich das Spektrum der zum Tode führenden Erkrankungen mit zunehmendem Alter deutlich. Kreislauferkrankungen („Diseases of the circulatory system“) spielen im Kindes- und Jugendalter sowohl bei

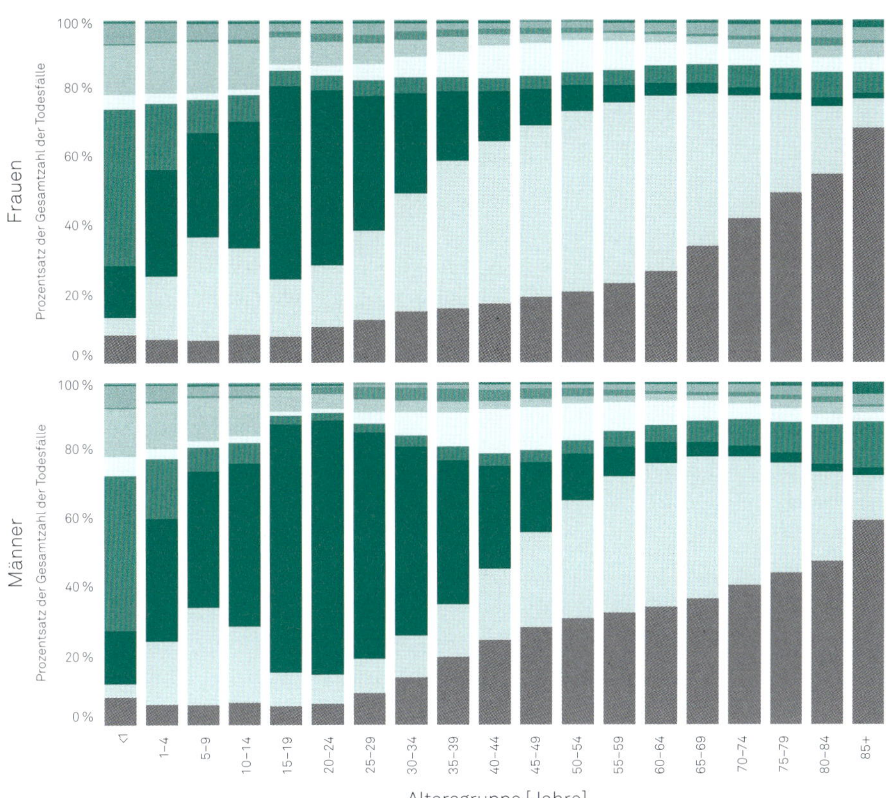

Todesursachen

- Infektionskrankheiten
- Erkrankungen des Urogenitaltraktes
- Ernährungs-, Hormon- und Stoffwechselstörungen
- Psychische Störungen
- Erkrankungen des Nervensystems
- Erkrankungen des Verdauungssystems
- Erkrankungen der Atmungsorgane
- Unfälle und Vergiftungen
- Bösartige Tumore
- Erkrankungen des Herz-Kreislauf-Systems

Abbildung 5-3: Unterschiedliche Verteilung der zum Tode führenden Erkrankungen in den verschiedenen Altersgruppen, unterschieden nach dem Geschlecht. Die zugrunde liegenden Daten stammen aus der WHO-Region Europa in den Jahren 2006–2010. Bitte beachten Sie, dass es sich hier um Prozentangaben der Gesamtzahl der Todesfälle bei Frauen und Männern handelt. Die Anzahl der Todesfälle in den einzelnen Altersgruppen unterscheidet sich dabei erheblich. Naturgemäß steigt sie mit zunehmendem Alter deutlich an. Quelle: Mit freundlicher Genehmigung der WHO Europe. The European Health Report 2012, S. 23, Abb. 17; s. Linkverzeichnis [24] in Kap. 13.

Mädchen als auch bei Jungen als Todesursache kaum eine Rolle, während sie mit zunehmendem Alter immer häufiger vorkommen.

Obwohl Frauen länger leben als Männer, sind die länger lebenden Frauen nicht gesünder als gleichaltrige Männer, sondern eher kränker. Auch sind sie häufiger multimorbide, d.h. sie leider öfter an mehreren chronischen Krankheiten, und beurteilten ihren Gesundheitszustand im Durchschnitt als etwas schlechter. Darüber hinaus werden bei ihnen auch häufiger psychische Störungen wie Depressionen und Demenz diagnostiziert (s. unten: Kernaussagen „Gesundheit und Krankheit im Alter").

Kernaussagen „Gesundheit und Krankheit im Alter"

(Kernaussagen der Beiträge zur Gesundheitsberichterstattung des Bundes: Gesundheit und Krankheit im Alter [Statistisches Bundesamt, Deutsches Zentrum für Altersfragen, Robert Koch-Institut])

1. Mit fortschreitendem Alter ist ein deutlicher Anstieg der Gesundheitsprobleme zu beobachten, sowohl hinsichtlich der Anzahl erkrankter Personen als auch bezüglich der Komplexität der vorliegenden Beeinträchtigungen. Laut Mikrozensus 2005 war mehr als 25 % der ≥ 75-Jährigen zum Erhebungszeitpunkt krank oder unfallverletzt.
2. Das somatische Krankheitsspektrum im Alter wird insbesondere von Herz-Kreislauf-Erkrankungen und Krankheiten des Bewegungsapparates dominiert. Herzinsuffizienz, Angina pectoris und Hirninfarkt waren im Jahr 2006 die häufigsten Diagnosen bei Krankenhausaufenthalten von Menschen ab 65 Jahren.
3. Von allen neu diagnostizierten Krebserkrankungen entfallen knapp zwei Drittel auf die ≥ 65-Jährigen (Schätzung für 2004). Tumoren des Darmes und der Lunge sind in dieser Altersgruppe von besonderer Bedeutung.
4. Schätzungsweise ein Viertel der ≥ 65-Jährigen leidet unter einer psychischen Störung irgendeiner Art, der Anteil entspricht in etwa der Prävalenz im mittleren Lebensalter. Von besonderer Bedeutung sind demenzielle Erkrankungen und Depressionen.
5. Der beobachtete Anstieg von Erkrankungen mit dem Alter ist nicht umkehrbar, allerdings sind ältere Menschen in hohem Maße zu Anpassungsleistungen in der Lage und verfügen über Bewältigungsressourcen für den Umgang mit schwierigen Lebenssituationen. Ein großer Teil der bei älteren Menschen dominierenden Gesundheitsprobleme kann durch primär-, sekundär- oder tertiärpräventive Maßnahmen günstig beeinflusst werden.

Quelle: Tesch-Römer C, Wurm S. Theoretische Positionen zu Gesundheit und Alter. In: Böhm K, Tesch-Römer C, Ziese T. Beiträge zur Gesundheitsberichterstattung des Bundes: Gesundheit und Krankheit im Alter. Berlin: Robert Koch-Institut, 2009, S. 7; s. Linkverzeichnis [25] in Kap. 13.

Was sind also die Ursachen dafür, dass die Lebenserwartung von Frauen in den meisten Ländern dieser Erde in der Regel höher ist als die der Männer, Frauen aber – vor allem in den westlichen Industrieländern – häufiger medizinische und psychosoziale Hilfe in Anspruch nehmen?

Frauen haben im jüngeren und mittleren Lebensalter eine geringere Mortalitätsrate als Männer. Sie klagen jedoch häufiger über Beschwerden und suchen deswegen öfter medizinische Hilfe als Männer. Darüber hinaus sind sie ab einem Alter von 25 Jahren auch häufiger krankgeschrieben als gleichaltrige Männer. Allerdings kommt ein nicht unerheblicher Teil der ärztlichen Kontakte durch die Betreuung von Schwangerschaft und Geburt, durch Empfängnisverhütung und Hormonersatztherapie in den Wechseljahren zustande. Darüber hinaus ist die längere Lebenszeit von Frauen oftmals durch Behinderungen und Einschränkungen gekennzeichnet.

Frauen beobachten sich intensiver als Männer, sie sorgen sich um ihren Körper und versuchen, ihn gesund zu halten. Männer nehmen dagegen nur im Notfall Hilfe – sei es ärztlicher, psychologischer, sozialer oder auch seelsorgerischer Natur – in Anspruch. Sie halten sich grundsätzlich für gesünder als Frauen, äußern weniger Beschwerden und gehen seltener zu Vorsorge- und Früherkennungsuntersuchungen. Dies heißt jedoch nicht, dass Männer gesünder sind als Frauen. Bei ihrer generellen Scheu vor Gesundheitseinrichtungen spielt vor allem die Furcht vor dem Verlust der Selbstständigkeit eine große Rolle, der typisch männliche Anspruch an sich selbst, Probleme ohne fremde Hilfe zu lösen, Unwohlsein ertragen zu können und Kontrolle über die eigene Leistungsfähigkeit zu erhalten. Solche geschlechterspezifischen Rollenstereotype beim Inanspruchnahmeverhalten können zum Gesundheitsrisiko werden. Auch das weibliche Rollenstereotyp, nach dem nur Krankheit ein legitimer Grund ist, sich aus Überlastungen in Familie und Beruf zurückzuziehen, ansonsten aber durchzuhalten und Befindlichkeitsprobleme zurückzustellen, um für andere da zu sein, wirkt sich auf das Inanspruchnahmeverhalten von Gesundheitseinrichtungen aus. Nicht nur in unserem Kulturkreis ist es traditionell Aufgabe von Frauen, sich um die Gesundheit der Familienmitglieder zu kümmern, bei schweren Krankheiten deren Pflege und Versorgung zu übernehmen und dafür ggf. die eigenen beruflichen Aktivitäten zurückzustellen.

Dies führt dann oftmals zu gesundheitlichen Belastungen in psychischer und physischer Hinsicht und einem höheren Erkrankungsrisiko. Einer der Gründe für die häufigere Inanspruchnahme medizinischer Einrichtungen durch Frauen ist, dass die meisten Frauen ihren Körper sensibler wahrnehmen und daher oftmals früher zum Arzt gehen als Männer. Wenn sie dort über Gesundheit und Krankheit sprechen, beziehen sie sich nicht vornehmlich auf körperliche Symptome, wie Männer das tun, sondern schildern häufig auch ihre seelischen Empfindungen und die Entstehungszusammenhänge der Krankheit. Da unsere Medizin jedoch vor allem darauf ausgerichtet ist, die körperlichen Ursachen für möglichst klar umrissene Beschwerden zu finden, bieten Frauen den auf diese Weise ausgebildeten Ärzten oft ein (zu) vielfältiges Spektrum an Symptomen. Das führt bei diesen nicht selten zu einer gewissen Ratlosigkeit, Patientin und Arzt sprechen aneinander vorbei. Häufig werden dann ohne hinlänglichen Befund seelische Gründe als Ursache der Beschwerden angenommen.

Andererseits neigen Beschäftigte im Gesundheitswesen dazu, Beschwerden von Männern ernster zu nehmen als die von Frauen. Bei Männern werden eher somatisch orientierte Diagnosen gestellt und die Behandlung dann auch entsprechend ausgerichtet. Oftmals ist bei ihnen die Krankheit auch schon weiter fortgeschritten und leichter zu diagnostizieren, sodass Männer somit schneller und direkter Hilfe bekommen. Bei

Frauen werden dagegen den Erkrankungen früher und häufiger psychische Faktoren zugrunde gelegt, meist wird mit einem Rezept über Psychopharmaka reagiert. Selbst bei akuten Herzerkrankungen haben Frauen u.a. aufgrund eines anderen, uncharakteristischeren Symptombildes eine schlechtere Überlebenschance als Männer. Andererseits leiden jedoch auch wesentlich mehr Frauen als Männer an seelischen Erkrankungen. Dieser höhere Anteil psychosomatischer und psychiatrischer Krankheiten wird vielfach mit der größeren seelischen Vulnerabilität[19] von Frauen aufgrund beruflicher und häuslicher Doppelbelastung erklärt. Auch spielt hier die unterschiedliche Art der Bewältigung von Problemsituationen eine Rolle: Während viele Frauen sich bis zur Lösung eines Problems ständig mit ihm beschäftigen, vermeiden es Männer häufig, darüber nachzudenken. Sie zeigen in höherem Maße Vermeidungsverhalten beim Umgang mit Belastungen und Risiken und gehen wesentlich seltener als Frauen von der Möglichkeit aus, dass ihnen dabei gesundheitliche Beeinträchtigungen widerfahren können. Entsprechend selten ergreifen sie Vorsichtsmaßnahmen. Ihre typische Reaktion auf Stress besteht vielmehr im vermehrten Konsum von Alkohol und Drogen. Bei Frauen führt eine höhere Belastung dagegen häufiger zu Depressionen und Angst. Inwieweit Stress dabei eine krankmachende Wirkung entfaltet, hängt maßgeblich vom Ausmaß der sozialen Unterstützung (u.a. emotionale Unterstützung durch Trost, Bereitstellung von Informationen, etc.) ab, welche die betroffenen Frauen und Männer durch ihr soziales Netzwerk erhalten. Obwohl Frauen meist über größere soziale Netze verfügen als Männer, profitieren Letztere häufiger von der positiven Wirkung des Beziehungsgeflechts. Männer leisten dagegen selbst weniger Unterstützung bzw. sind darin bei Frauen weniger erfolgreich.

Dies ist u.a. auch ein Grund dafür, dass ältere, sozial schlechter gestellte, alleinlebende Frauen öfter und schwerer krank sind als Männer in der entsprechenden Situation. Insbesondere eine ernsthafte Einschränkung ihrer Mobilität hat oftmals eine zunehmende soziale Isolation zur Folge. Hierdurch wird die gesundheitliche Beeinträchtigung meist weiter verstärkt, sodass dann oft eine Pflegebedürftigkeit resultiert.

5.4 Krankheit/Behinderung

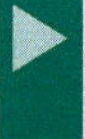

Definition von Behinderung nach dem deutschen Sozialgesetzbuch (SGB IX § 2)
„Menschen sind behindert, wenn ihre körperliche Funktion, geistige Fähigkeit oder seelische Gesundheit mit hoher Wahrscheinlichkeit länger als sechs Monate von dem für das Lebensalter typischen Zustand abweichen und daher ihre Teilhabe am Leben in der Gesellschaft beeinträchtigt ist. Sie sind von Behinderung bedroht, wenn die Beeinträchtigung zu erwarten ist."

Nach verschiedenen Schätzungen leiden etwa 40 % der Menschen in Deutschland an einer oder mehreren chronischen Erkrankungen. Frauen sind deutlich häufiger betroffen als Männer, ältere Menschen deutlich häufiger als junge. Ein Teil der chronisch kranken

19 *Vulnerabilität*: Verwundbarkeit, Verletzbarkeit.

Menschen gilt in Deutschland als schwerbehindert. Dies sind Menschen, die einen Schwerbehindertenausweis beantragt haben und bei denen ein Grad der Behinderung (GdB[20]) von 50 und mehr anerkannt wurde. Den rechtlichen Begriff der Schwerbehinderung gibt es in der Schweiz und in Österreich nicht. Ende des Jahres 2015 waren in Deutschland insgesamt etwa 7,6 Mio. Menschen (= 9,3 % der gesamten Bevölkerung) bei den Versorgungsämtern als schwerbehindert registriert. 45 % dieser schwerbehinderten Menschen waren jünger als 66 Jahre. Doch nicht einmal ein Drittel davon ging nach Angaben der Bundesagentur für Arbeit einer regulären Beschäftigung nach - obwohl nach dem deutschen Sozialgesetzbuch (§ 71 SGB IX) Arbeitgeber mit mindestens 20 Angestellten auf wenigstens 5 % der Arbeitsplätze Schwerbehinderte beschäftigen müssen und die Unternehmen, die diese Quote nicht erreichen, eine jährliche Ausgleichsabgabe an das Integrationsamt abzuführen haben (s. unten: „Auszug aus dem Teilhabebericht der deutschen Bundesregierung zur Arbeitssituation von Menschen mit Beeinträchtigungen").

Auszug aus dem Teilhabebericht der deutschen Bundesregierung zur Arbeitssituation von Menschen mit Beeinträchtigungen

Faire Chancen am Arbeitsmarkt sind nur durch eine Verbesserung der Wettbewerbssituation von Menschen mit Beeinträchtigungen sicherzustellen.

Von 2005 bis 2010 stieg die Zahl der schwerbehinderten oder ihnen gleichgestellten Menschen in Beschäftigung von rund 916.000 auf über eine Million.
Dennoch sind Menschen mit Beeinträchtigungen seltener auf dem ersten Arbeitsmarkt erwerbstätig als Menschen ohne Beeinträchtigung. Die Erwerbsquote von Männern mit Beeinträchtigungen liegt bei 58 % (ohne Beeinträchtigungen 83 %). Die Erwerbsquote von Frauen mit Beeinträchtigungen liegt bei 58 % (ohne Beeinträchtigungen 75 %).
Menschen mit Beeinträchtigungen arbeiten im Schnitt häufiger in Teilzeit und erhalten geringere Stundenlöhne als Erwerbstätige ohne Beeinträchtigungen. Menschen mit Beeinträchtigungen arbeiten häufiger als Menschen ohne Beeinträchtigungen unterhalb ihres Qualifikationsniveaus.
Menschen mit Beeinträchtigungen sind tendenziell häufiger und auch länger von Arbeitslosigkeit betroffen (25,9 Monate) als Nicht-Beeinträchtigte (15,3 Monate).
Haushalte, in denen Menschen mit Beeinträchtigungen leben, verfügen im Durchschnitt über ein geringeres Haushaltseinkommen, niedrigere Renten oder über geringere Vermögensrücklagen. Sie sind häufiger auf Leistungen der Grundsicherung angewiesen.

Quelle: Bundesministerium für Arbeit und Soziales. Teilhabebericht der Bundesregierung über die Lebenslagen von Menschen mit Beeinträchtigungen. Teilhabe – Beeinträchtigung – Behinderung. Stand: August 2013; s. Linkverzeichnis [26] in Kap. 13.

20 *GdB* = Grad der Behinderung; Maßeinheit für den Grad der Beeinträchtigung durch eine Behinderung; der GdB beginnt bei 20 und geht dann in 10er Schritten bis 100.

Oftmals entsteht bei chronisch Kranken und/oder behinderten Menschen ein Teufelskreis aus Krankheit bzw. Behinderung und Arbeitslosigkeit. Bestimmte Arbeitsplätze, die mit hohen körperlichen oder psychischen Belastungen einhergehen, führen nicht selten längerfristig zu Gesundheitsschäden. Diese können ebenso wie vorbestehende Erkrankungen oder Behinderungen das Risiko für den Arbeitsplatzverlust erhöhen. Arbeitslose mit Gesundheitsproblemen haben große Probleme, wieder eine adäquate Beschäftigung zu finden. In der Regel reagieren sie noch empfindlicher auf den in der Arbeitslosigkeit begründeten Stress als andere Arbeitslose. Oftmals verschlimmern sich dann ihre Gesundheitsprobleme. Je länger die Arbeitslosigkeit andauert, desto schlechter sind die Chancen auf einen neuen Arbeitsplatz.

Die Ungleichheit zwischen kranken bzw. behinderten Menschen und der übrigen Bevölkerung besteht also v.a. darin, dass Kranke und Behinderte durch unsere Gesellschaft im Hinblick auf ihre Lebenschancen eingeschränkt werden. Obwohl viele von ihnen durchaus in bestimmten Bereichen leistungsfähig wären, werden sie dort ausgegrenzt. Diese Ausgrenzung kann wiederum zu einer Verschlechterung ihres Gesundheitszustandes führen.

In früheren Jahrzehnten war es üblich, diese Menschen durch frühzeitige Berentung „auszusortieren". Auch heute noch kommt es vor, dass Ärzte oder Angestellte der Arbeitsagenturen Menschen z. B. nach einer Tumoroperation nahelegen, sich doch lieber berenten zu lassen. Sie berücksichtigen dabei nicht, welche Bedeutung Arbeit für den Gesundheitszustand der Menschen und für ihre soziale Integration hat. So können Menschen mit chronischen Erkrankungen wie Diabetes mellitus, Bluthochdruck, Arthrose oder Epilepsie bei guter gesundheitlicher Betreuung noch über viele Jahre hin in ihrem Bereich normal leistungsfähig sein. Dies gilt ebenso für Menschen mit angeborenen Behinderungen oder Behinderungen aufgrund von Unfällen bzw. schweren Erkrankungen (s. unten: „Menschen mit Behinderung").

Menschen mit Behinderung

Nach dem Grundgesetz ist die Integration behinderter Menschen eine gesellschaftliche Aufgabe, die jeden betrifft („Niemand darf wegen seiner Behinderung benachteiligt werden", Artikel 3 GG). Ziel einer beruflichen Integration ist es gleichzeitig, die Behinderung zu beheben, auszugleichen oder zu mildern, um den Betroffenen eine gleichberechtigte Teilnahme am gesellschaftlichen Leben zu ermöglichen.
Die meisten behinderten Menschen sind durch eigene individuelle Fähigkeiten in der Lage, sich zu etablieren. Sie warten nur auf eine entsprechende Chance. Fakt ist, dass Menschen mit Behinderungen nach einer anfänglichen Integrations- und Orientierungsphase in den meisten ihnen beruflich zugewiesenen Arbeitsbereichen voll leistungsfähig sind und ihren Kollegen in nichts nachstehen. Damit die dauerhafte Eingliederung in Arbeit, Beruf und Gesellschaft nicht an der Finanzierung scheitert, ist durch eine Reihe von Gesetzen die Förderung aus öffentlichen Mitteln sichergestellt.

Quelle: Information zur beruflichen Eingliederung behinderter Menschen auf der Internetseite Bundesagentur für Arbeit – Agentur für Arbeit Schwerin; s. Linkverzeichnis [27] in Kap. 13.

Aufgabe 11

a) Schildern Sie jeweils ein Beispiel für gesundheitliche Ungleichheit aufgrund von:
  - Einkommen/sozialer Herkunft,
  - Migration,
  - Alter,
  - Geschlecht,
  - Krankheit und
  - Behinderung.

Kennen Sie noch andere Ursachen für gesundheitliche Ungleichheit?

b) Beschreiben Sie die Maßnahmen, die in Ihrem Betrieb/Ihrer Institution/Ihrer Hochschule durchgeführt werden, um gesundheitliche Ungleichheit einzuschränken.

6 Modelle des Gesundheitsverhaltens

6.1 Positives Gesundheitsverhalten und gesundheitliches Risikoverhalten

Unser Gesundheitsverhalten kann sich positiv oder negativ auswirken.

- Verhaltensweisen, die die Gesundheit fördern, bezeichnet man auch als **positives Gesundheitsverhalten**. Hierzu gehören neben der gesunden Ernährung und der regelmäßigen körperlichen Bewegung auch stressreduzierende Maßnahmen, die Teilnahme an Screenings oder Vorsorgeuntersuchungen sowie die Durchführung von Sonnen- oder Lärmschutzmaßnahmen (wie z. B. das Auftragen von Sonnenschutzcremes oder das Tragen von Gehörschutz bei lärmintensiven Arbeiten).
- Von **gesundheitlichem Risikoverhalten** spricht man dann, wenn sich jemand durch das eigene Verhalten einer erhöhten gesundheitlichen Gefährdung aussetzt. Dies ist z. B. der Fall, wenn sich eine Person über längere Zeit in einer Umgebung aufhält, die sie erheblich stresst, wenn sie raucht, übermäßig Alkohol oder andere Drogen konsumiert bzw. regelmäßig größere Mengen an Beruhigungs- oder Aufputschtabletten einnimmt.

Aufgabe von Gesundheitsförderung und Prävention ist es nun, positives Gesundheitsverhalten in der Bevölkerung zu verstärken und gesundheitliches Risikoverhalten einzuschränken.

Die fünf Verhaltensweisen, die die **Morbidität**[21] und **Mortalität**[22] einer Gesellschaft entscheidend beeinflussen, sind

- die Art der Ernährung,
- die Häufigkeit und Art der Bewegung,
- der Tabakkonsum,
- der Alkoholkonsum und
- das Schlafverhalten.

Da die Entstehung und der Verlauf von chronischen Krankheiten z. T. erheblich durch das Gesundheitsverhalten der Menschen beeinflusst werden, ist es wichtig, im Rahmen von Public Health darüber nachzudenken, wie gesundheitsförderndes Verhalten bestärkt und gesundheitliches Risikoverhalten verhindert oder eingeschränkt werden kann. Hierzu muss jedoch zuerst einmal geklärt werden, welche Faktoren das Gesundheitsver-

21 *Morbidität* = Krankheitshäufigkeit bezogen auf eine bestimmte Bevölkerungsgruppe.
22 *Mortalität* = Sterberate bezogen auf eine Bevölkerungsgruppe.

halten der Menschen steuern. In den folgenden Abschnitten werden daher drei der wichtigsten, Public-Health-relevanten **Erklärungsmodelle des Gesundheitsverhaltens** kurz vorgestellt.

6.2 Das transtheoretische Modell

Das von dem Psychologen *James O. Prochaska* (geb. 1943) an der University of Rhode Island am Beispiel der Raucherentwöhnung entwickelte **Transtheoretische Modell** (TTM) dient der Beschreibung und Erklärung von bewusst beabsichtigten gesundheitsrelevanten Verhaltensänderungen. Es wird heute nicht nur im Bereich der Raucherentwöhnung, sondern auch in vielen anderen Bereichen als Erklärungsmodell von Gesundheitsverhalten angewandt.

Das Modell unterscheidet beim **Prozess der Verhaltensänderung** verschiedene Stadien:

- Absichtslosigkeit
- Absichtsbildung
- Vorbereitung
- Umsetzung/Handlung
- Aufrechterhaltung

So hat ein Mensch (z.B. der Raucher XY) im **Stadium der Absichtslosigkeit** nicht die Absicht, sein Verhalten zu ändern. Er denkt überhaupt nicht darüber nach, mit dem Rauchen aufzuhören. Im **Stadium der Absichtsbildung** beginnt er dann schließlich darüber nachzudenken, irgendwann mit dem Rauchen aufzuhören, hat jedoch noch keinen konkreten Entschluss gefasst. Diesen konkreten Entschluss fasst er im **Stadium der Vorbereitung.** Er versucht dann auch schon, ein paar Tage ohne Zigaretten auszukommen oder seinen Zigarettenkonsum etwas einzuschränken. Im **Stadium der Umsetzung bzw. der Handlung** kommt es schließlich zur Verhaltensänderung. Herr XY gibt das Rauchen ganz auf. Besonders wichtig ist das anschließende **Stadium der Aufrechterhaltung.**

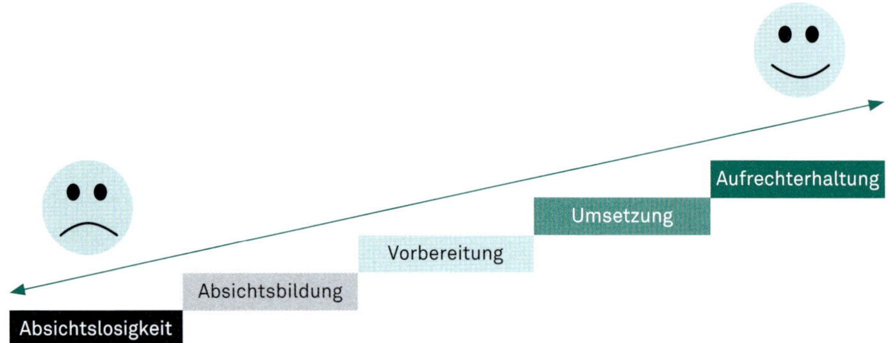

Abbildung 6-1: Das transtheoretische Modell. Die fünf Stadien oder Stufen beim Prozess der Verhaltensänderung nach Prochaska. Auf jeder dieser Stufen kann es auch wieder zu einem Rückschritt auf eine der vorhergehenden Stufen kommen.

Herr XY muss das Nicht-Rauchen verinnerlichen, sodass er das Rauchen dauerhaft aufgeben kann.

Nun kann es natürlich vorkommen, dass es auf irgendeiner dieser Stufen zu einem Rückfall in die frühere Verhaltensweise kommt. Daher ist es sinnvoll, sich den Prozess der Verhaltensänderung in Form einer Treppe oder Spirale vorzustellen (s. Abbildung 6-1), die verdeutlicht, dass sich die betroffene Person sowohl in Richtung hin zur geplanten Verhaltensänderung als auch wieder zurück in Richtung der früheren Verhaltensweise bewegen kann.

Neben diesen Stadien der Verhaltensänderung nennt das TTM auch verschiedene **Veränderungsprozesse,** die den betroffenen Personen dabei helfen sollen, diese Stadien zu durchlaufen. Hierzu gehören z. B. die Neubewertung der persönlichen Umwelt und des eigenen Selbst oder das Nutzen hilfreicher Beziehungen.

6.3 Die Theorie der Schutzmotivation

Auf Beschluss der EU-Gesundheitsminister sollten spätestens ab 2016 EU-weit so genannte Schockfotos mit Warnhinweisen auf Zigarettenpackungen abgedruckt werden (s. Abbildung 6-2), um insbesondere junge Menschen vom Rauchen abzuhalten. In Deutschland werden sie seit Mai 2016 auf den Zigarettenpackungen abgedruckt. Wie sich solche abschreckenden Botschaften, so genannte Furchtappelle *(Fear Appeals),* auf das Gesundheitsverhalten der Menschen auswirken, untersucht die **Theorie der Schutzmotivation** (TSM).

Hiernach kommt es durch solche gesundheitsrelevanten Informationen zu zwei voneinander abhängenden Bewertungsprozessen. Der Adressat einer solchen Botschaft wird zuerst den Grad der Bedrohung einschätzen. Anschließend sucht er nach Möglichkeiten, die Bedrohung zu bewältigen. Vom Ergebnis dieser Bewertungsprozesses hängt es ab, wie ausgeprägt die Motivation bei ihm ist, gesundheitsprotektives (= gesundheitsschützendes) Verhalten zu entwickeln. Nach der **Theorie der Schutzmotivation** führt der Adressat einer solchen Botschaft bei der **Bedrohungseinschätzung** eine Kosten-Nutzen-Abwägung (auch: *Cost-Benefit-Analysis)* durch. Auf Seiten der **Kosten** überlegt er sich, wie schwer sich die Bedrohung auf seine Gesundheit auswirken kann (Beispiel „Raucher“: Ich kann an Lungenkrebs sterben oder einen Tumor im Mundbereich entwi-

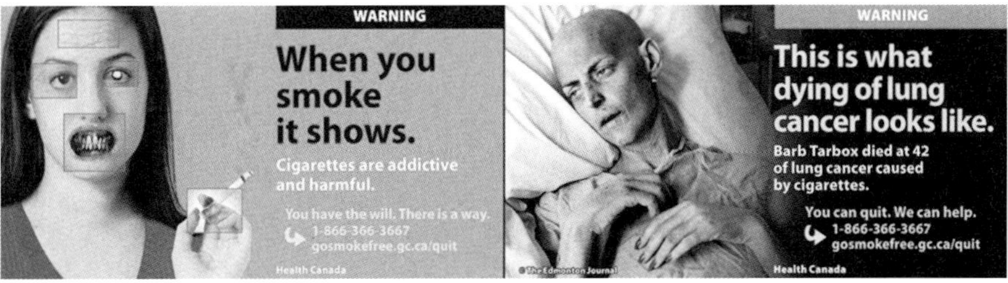

Abbildung 6-2: Sog. Schockfoto auf Zigarettenverpackungen in Kanada. Quelle: Mit freundlicher Genehmigung von *Counter Tobacco* und von *Physicians for a Smoke-Free Canada,* s. Linkverzeichnis [28] in Kap. 13.

ckeln, meine Zähne können ausfallen, mein ungeborenes Kind kann schwere körperliche und geistige Schäden davontragen etc.). Auf Seiten des **Nutzens** betrachtet er die zu erwartenden oder vermeintlichen Vorteile des Verhaltens (Beispiel „Raucher“: Ich kann in Stresssituationen ruhiger sein, ich werde nicht an Gewicht zunehmen, ich werde keine Entzugserscheinungen haben etc.).

Auch bei der **Bewältigungseinschätzung** wägt der Adressat eine solche Botschaft nach Nutzen und Kosten ab. Auf der Seite des Nutzens wird nach zwei Aspekten unterschieden, der **Handlungswirksamkeit** (= Handlungs-Ergebnis-Erwartung) und der **Selbstwirksamkeit** (= eigene Erwartung, eine bestimmte Handlung aufgrund der eigenen Fähigkeiten erfolgreich selbst ausführen zu können). Eine Raucherin würde z. B. im Hinblick auf die Handlungswirksamkeit überlegen, ob sie das Risiko für ihr ungeborenes Kind, schwere körperliche und geistige Schäden zu entwickeln, dadurch verringern könnte, dass sie mit dem Rauchen aufhört. Gleichzeitig würde sie sich unter dem Aspekt der Selbstwirksamkeit überlegen, ob sie es überhaupt schaffen würde, das Rauchen aufzugeben. Auf der Seite der Handlungskosten würde dann v. a. die Überlegung stehen, wie anstrengend es für sie sein würde, mit dem Rauchen aufzuhören.

Die Theorie der Schutzmotivation wurde in verschiedenen Gesundheitsverhaltensstudien erfolgreich auf ihre Praktikabilität hin überprüft.

6.4 Das HAPA-Modell

Das an der Freien Universität Berlin von *Ralf Schwarzer* (geb. 1943) und seinen Mitarbeitern seit 1992 entwickelte **HAPA-Modell** (***H****ealth* ***A****ction* ***P****rocess* ***A****pproach*) oder **Prozessmodell gesundheitlichen Handelns** dient der Erklärung und der Vorhersage von gesundheitsfördernden bzw. gesundheitsschädigenden Verhaltensweisen. Es betrachtet dabei den Vorgang, der zu einer Änderung des Gesundheitsverhaltens führen soll. Hiernach besteht dieser Vorgang aus zwei Abschnitten: der **präintentionalen Motivationsphase**[23] und der **postintentionalen Volitionsphase**[24]. Die präintentionale Motivationsphase endet damit, dass die betreffende Person eine spezifische Verhaltensabsicht formuliert. Diese wird dann in der postintentionalen Volitionsphase umgesetzt.

Während der präintentionalen Motivationsphase

- nimmt die Person mögliche Gefährdungen im Hinblick auf die gesundheitsrelevante Verhaltensweise wahr **(Risikowahrnehmung)**,
- setzt sie sich mit dem möglichen Ergebnis der Verhaltensänderung auseinander **(Ergebniserwartung)** und
- gewinnt sie die Überzeugung, die beabsichtigte Verhaltensänderung erfolgreich durchführen zu können **(Selbstwirksamkeit)**.

23 *intentional* = sich bewusst auf etwas beziehen.
24 *Volition* = Prozess der Realisierung einer Absicht.

Selbstwirksamkeit spielt auch eine bedeutende Rolle während der postintentionalen Volitionsphase (s. Abbildung 6-3). Hier entwickeln die betroffenen Personen im Verlauf der Handlungsplanung *(Action Planning)* einfache **Was-Wann-Wo-Pläne.** Anschließend erarbeiten sie sich während der Phase der Bewältigungsplanung *(Coping Planning)* Strategien, die ihnen helfen sollen, innere oder äußere Verhaltensbarrieren abzubauen.

Das HAPA-Modell wird heute oft in der Praxis angewandt. Beispielsweise können sich Herzinfarkt-Patienten im Rahmen der stationären Rehabilitation (s. Tertiärprävention, Kap. 3.1) detaillierte **Handlungspläne** bezüglich ihres Bewegungs- oder Essverhaltens erstellen.

Typische Fragen dabei wären:

- „Welchen Sport, welche Alltagsbewegungen werde ich nach meiner Entlassung aus der Reha in meinen Tagesablauf integrieren?"
- „Wann, wie oft, wo und mit wem werde ich dies tun?"
- „Um wie viel Uhr werde ich ab jetzt aufstehen, um jeden Morgen in Ruhe zu Hause zu frühstücken?"

Neben den Handlungsplänen sollten sie sich jedoch auch **Bewältigungspläne** zurechtlegen:

- „Was werde ich im Hinblick auf mein geplantes Lauftraining tun, wenn es regnet oder schneit?"
- „Wie werde ich reagieren, wenn ich im Büro wieder Süßigkeiten und Kuchen angeboten bekomme?"
- „Was werde ich tun, wenn ich wieder häufiger Überstunden machen muss und deshalb das Fußballtraining versäume?"

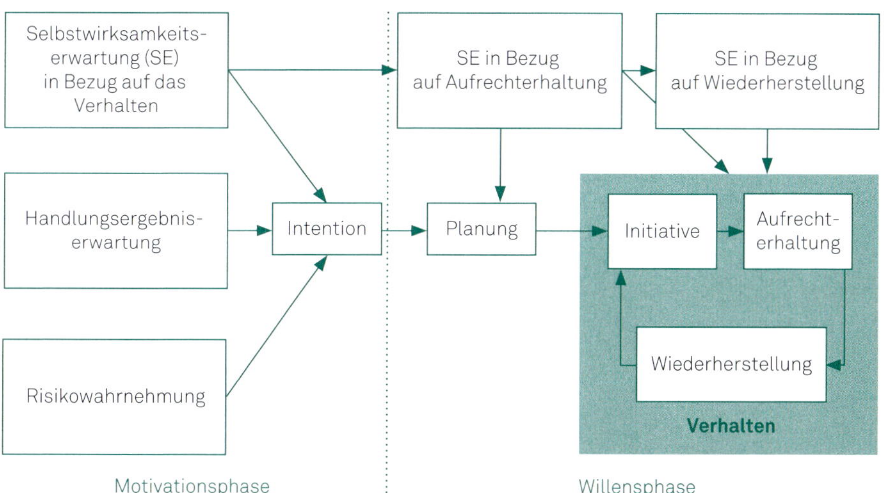

Abbildung 6-3: Das HAPA-Modell nach Schwarzer (2008), zitiert nach Seibt A. Sozial-kognitives Prozessmodell des Gesundheitsverhaltens, Leitbegriffe der Gesundheitsförderung. Quelle: Bundeszentrale für gesundheitliche Aufklärung (BZgA); s. Linkverzeichnis [29] in Kap. 13.

Patienten, die für sich solche Pläne erstellten, waren nach ihrer Entlassung aus der Reha z.B. körperlich aktiver als andere Patienten. Eine sehr große Rolle spielte dabei ihre Selbstwirksamkeit und ihre Fähigkeit zur Selbststeuerung **(Volition).** Personen, die davon überzeugt waren, dass sie zu einem Verhaltenswechsel in der Lage sein würden, hatten weniger Probleme damit, ihre Motivation in konkretes Handeln (z.B. mehr Sport, gesünderes Essen oder regelmäßige Entspannung) umzusetzen. Eine große Rolle spielte hier auch, ob die entwickelten Handlungspläne **(Was-Wann-Wo-Pläne)** realistisch waren und ob im Rahmen der Bewältigungspläne passende Strategien gefunden wurden, um mögliche Störeinflüsse abzuwehren.

Aufgabe 12

Überlegen Sie sich bitte, welche der fünf Verhaltensweisen, die die Morbidität und Mortalität in unserer Gesellschaft am stärksten beeinflussen, Sie persönlich gerne ändern möchten, um gesünder zu werden oder weiterhin gesund zu bleiben.
Beschreiben Sie die Änderung Ihres gesundheitsrelevanten Verhaltens anhand

- des transtheoretischen Modells,
- der Theorie der Schutzmotivation und
- des HAPA-Modells!

7 Lebensstile

Im vorangegangenen Kapitel haben Sie gehört, dass es v.a. fünf Verhaltensweisen sind, die die Krankheitshäufigkeit und die Sterberate in unserer Gesellschaft maßgeblich beeinflussen. Außer der Art und Weise, wie wir uns ernähren, wie und wie oft wir uns bewegen, ob wir Tabak und regelmäßig größere Mengen an Alkohol konsumieren und ob wir regelmäßig ausreichend schlafen, gibt es noch andere Verhaltensfaktoren, die unsere Gesundheit beeinflussen können. Hierzu gehört u.a. auch die Art unseres Sexualverhaltens, ob wir über einen längeren Zeitraum immer wieder Stress empfinden, ob wir häufig Medikamente wie Aufputsch- oder Beruhigungsmittel konsumieren etc.

Durch zahlreiche Studien konnte inzwischen nachgewiesen werden, dass die Gesundheit einer Bevölkerung stark davon beeinflusst wird, welche gesundheitsrelevanten Verhaltensweisen in dieser Bevölkerung vorherrschen. Diese Verhaltensweisen hängen u.a. auch davon ab, in welcher sozialen Lage sich die Menschen befinden und in welchem Milieu sie leben. Innerhalb ihres sozialen Kontextes[25] haben Menschen jeweils unterschiedliche Wahlmöglichkeiten. Sie sind in der Regel nicht gezwungen, sich für die eine oder andere Verhaltensmöglichkeit zu entscheiden. Allerdings ist ihre Wahl immer davon abhängig, welche materiellen und immateriellen Ressourcen (s. Kap. 1.1.1 und Kap. 4) ihnen zur Verfügung stehen. Eine große Rolle spielen hier darüber hinaus auch die in dieser Gesellschaft vorherrschenden Werte und Normen.

Thomas Abel (geb. 1956) von der Universität Bern hat dies in seinem Konzept des **gesundheitsrelevanten Lebensstils** folgendermaßen beschrieben:

> „Gesundheitsrelevante Lebensstile definieren wir als zeitlich relativ stabile typische Muster von gesundheitsrelevanten Verhaltensweisen, intrapersonellen und sozialen Ressourcen, welche von Individuen und Gruppen in Auseinandersetzung mit ihren sozialen, kulturellen und materiellen Lebensbedingungen entwickelt werden."

Doch warum entwickeln Menschen einen bestimmten Lebensstil? Hierauf gibt es verschiedene Antworten. Zum einen kann ein solcher Lebensstil – bewusst oder unbewusst – die Identität des Einzelnen und sein Gruppenzugehörigkeitsgefühl stärken (Beispiele: die durch Musikgeschmack, Kleidung und Sprachstil zur Schau gestellte Zugehörigkeit zu einer bestimmten Jugendkultur wie etwa Punk, Gothic, Emo, Hip-Hop). Ein bestimmter Lebensstil kann Menschen jedoch auch dabei helfen, ihre Aufgaben im Rahmen ihrer Lebensgestaltung zu bewältigen. So können Zeitstrukturen, die

25 *Kontext* = Zusammenhang.

durch den Lebensstil vorgegeben werden, das Leben erleichtern. Konsumentscheidungen können leichter fallen, weil die Auswahl durch Lebensstil-Aspekte schon eingeschränkt wird (Beispiel: Konsumeinschränkung auf Bio- und Fair-Trade-Produkte bei ökologisch orientierten Personen).

Die Betrachtung von Lebensstilen innerhalb einer Bevölkerung ist für die Arbeit von Public-Health-Fachleuten von großem Interesse, weil es sie dabei unterstützt, gesundheitsrelevantes Verhalten im sozialen Kontext zu verstehen. Auf diese Weise lassen sich darüber hinaus auch wichtige Hinweise auf mögliche Ansatzpunkte für Maßnahmen der Gesundheitsförderung und Prävention gewinnen. Der Lebensstil-Ansatz innerhalb von Public Health verdeutlicht, dass es nicht ausreichen kann, den Menschen, die ein bestimmtes Risikoverhalten zeigen, einfach nur zu empfehlen, z. B. das Rauchen einzustellen oder sich gesünder zu ernähren. Damit eine solche Maßnahme Erfolg versprechend sein kann, müssen auch immer die jeweils vorhandenen materiellen und immateriellen Ressourcen sowie die sozial geprägten Einstellungsmuster der betroffenen Personen und ihrer Umgebung beachtet werden. Dies bedeutet, dass verhaltenspräventive Interventionen sinnvollerweise immer mit verhältnispräventiven Maßnahmen verknüpft werden sollten. So reicht es beispielsweise nicht aus, einem übergewichtigen Handwerker nur zu empfehlen, auf seine Ernährung zu achten. Möglicherweise fühlt er sich hier gar nicht als die richtige Ansprechperson, da er ja nur das isst, was seine Frau ihm zur Arbeit einpackt und abends zu Hause auf den Tisch stellt. Oder er sieht sich gezwungen, auf der Baustelle regelmäßig mit seinen Kollegen die üblichen Fleischkäsebrötchen zu essen und dabei große Mengen an Bier oder Cola zu konsumieren, um mit dazu zu gehören und nicht aufzufallen.

An diesem Beispiel wird klar, dass die betroffenen Menschen auch über die entsprechenden individuellen Kompetenzen verfügen müssen, wenn sie ihren Lebensstil ändern wollen. Dazu gehören u. a. ausreichendes gesundheitsrelevantes Wissen (s. Kap. 8) und die Einsicht, für sich selbst (und damit auch für den eigenen Körper und die eigene Psyche) verantwortlich zu sein. Gleichzeitig müssen die gesundheitsprägenden sozialen Lebensbedingungen so sein, dass Menschen ihren Lebensstil in einem gesundheitsfördernden Sinne verändern können.

Aufgabe 13

Für viele Jugendliche gehört es zu ihrem Lebensstil, nächtelang Computerspiele zu spielen oder mit anderen zu chatten. Dies hat oftmals nicht nur Auswirkungen auf das Familienleben sowie auf Schule oder Beruf, sondern auch auf ihre Gesundheit.

a) Welche gesundheitlichen Auswirkungen können das sein?
b) Überlegen Sie sich in diesem Zusammenhang sinnvolle gesundheitsfördernde oder präventive Maßnahmen, die den Lebensstil-Ansatz mit berücksichtigen.

8 Gesundheitskompetenz

Ilona Kickbusch (geb. 1948), langjährige WHO-Mitarbeiterin und Leiterin des „Global Health Promotion Programme", definierte den Begriff **Gesundheitskompetenz** oder *Health Literacy* im Jahr 2005 folgendermaßen:

> „The ability to make sound health decision(s) in the context of everyday life – at home, in the community, at the workplace, the healthcare system, the market place and the political arena. It is a critical empowerment strategy to increase people's control over their health, their ability to seek out information and their ability to take responsibility."

Abbildung 8-1 zeigt die verschiedenen Bereiche der Gesundheitskompetenz nach Kickbusch (2012; s.a. Ottawa Charta, Kap. 2.2). Sie berücksichtigt dabei neben der persönlichen Gesundheit auch die Arbeitswelt, das eigene Konsumverhalten sowie die Fähigkeit, sich im Gesundheitssystem zurechtzufinden und sich über gesundheitspolitische Zusammenhänge zu informieren.

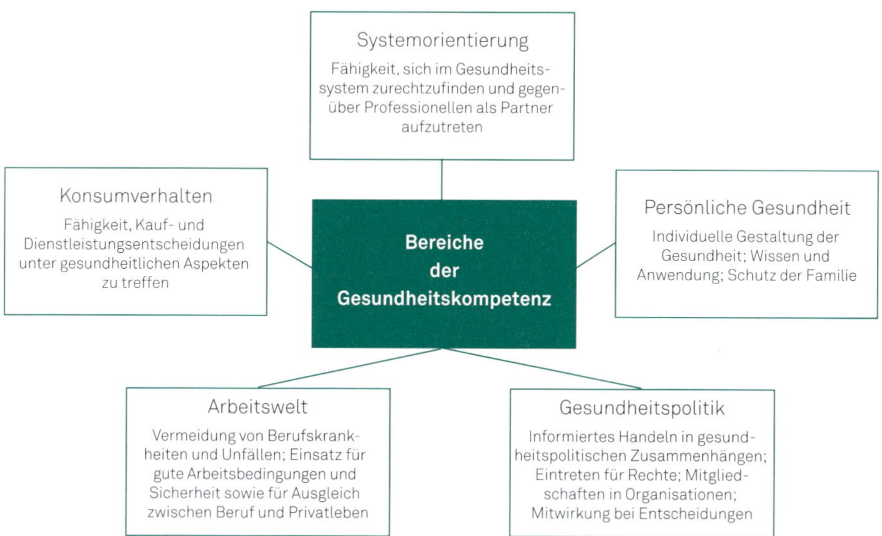

Abbildung 8-1: Die verschiedenen Bereiche der Gesundheitskompetenz nach Ilona Kickbusch. Quelle: Abt-Zegelin A. Patientenedukation – Gesundheitskompetenz ist gesellschaftlich wichtig. Die Schwester/Der Pfleger 03/2012, 238–239. Mit freundlicher Genehmigung der GIP Gesellschaft für medizinische Intensivpflege mbH, s. Linkverzeichnis [30] in Kap. 13.

Menschen, die über Gesundheitskompetenzen verfügen, besitzen Fähigkeiten, die es ihnen ermöglichen, förderlich mit ihrer Gesundheit umzugehen. Sie haben grundlegende Kenntnisse darüber, wodurch ihre Gesundheit positiv oder negativ beeinflusst werden kann. Sie können Gesundheitsinformationen verstehen und sich innerhalb des vorhandenen Gesundheitssystems orientieren. Zusätzlich zu diesen Grundkenntnissen haben sie sich spezielle Kenntnisse in bestimmten Gesundheitsbereichen angeeignet, z. B. Wissen über die eigenen Gesundheitsrisiken und über eigene Erkrankungen, Wissen über die Erkrankungen oder Behinderungen ihrer Angehörigen sowie den Umgang damit.

Es gibt verschiedene Arten von Gesundheitskompetenz:

- **Funktionale Gesundheitskompetenz:** Hierunter versteht man grundlegende Fertigkeiten, die es den Menschen erlauben, Gesundheitsinformationen zu verstehen und diese zu nutzen.
- **Interaktive Gesundheitskompetenz:** Dies sind geistige und soziale Fertigkeiten, mit deren Hilfe sich Menschen aktiv mit solchen Gesundheitsinformationen auseinandersetzen und sie in ihren Lebensalltag integrieren können. Dazu gehört, dass ein Mensch beispielsweise in der Lage ist, sich über das Internet oder den Bekanntenkreis Informationen zu beschaffen, um die ärztliche und pflegerische Hilfe für einen dementen Angehörigen zu organisieren.
- **Kritische Gesundheitskompetenz:** Dies bedeutet, dass ein Mensch aufgrund seiner kognitiven und sozialen Fertigkeiten in der Lage ist, gesundheitsrelevante Informationen kritisch zu analysieren und sie zur besserten Lebensbewältigung zu nutzen. Gesundheitsinformationen werden kritisch hinterfragt und nicht nur einfach übernommen.

Menschen lernen die verschiedenen Formen von Gesundheitskompetenz nicht nur in Situationen, die ihre Gesundheit oder die ihrer Angehörigen direkt betreffen (z. B. in Gesprächen mit Ärzten, Pflegern, Hebammen, Mitarbeitern von Krankenkassen etc.), sondern auch über kulturelle sowie über Bildungs- und Erziehungsprozesse. Dieses Wissen geben sie dann als Ressource untereinander weiter. Je nach Schichtzugehörigkeit und sozialer Herkunft kann die auf diese Weise erworbene Gesundheitskompetenz sehr unterschiedlich ausfallen. Es ist jedoch nicht grundsätzlich so, dass Menschen aus unteren sozialen Schichten immer über eine geringere Gesundheitskompetenz verfügen als Menschen aus höheren sozialen Schichten. In der Regel ist es für sie jedoch schwieriger, diese Kompetenz zu erwerben. Nur mit guter Gesundheitskompetenz können sich Patienten in unserem recht komplexen Gesundheitssystem zurechtzufinden oder gesundheitsfördernde bzw. präventive Maßnahmen umsetzen. Gesundheitskompetenz ist jedoch nichts Statisches. Sie muss immer wieder aktualisiert und gefördert werden. So führen z. B. sich ändernde Bedingungen im Hinblick auf den Zugang zu Gesundheitsinformationen (etwa über das Internet) für viele Menschen dazu, dass sie zuerst einmal von diesen Informationen abgeschnitten sind, wenn sie nicht über die notwendigen Kompetenzen (Zugang zum und Umgang mit dem Internet) verfügen.

Aufgabe 14

Die in der Ottawa-Charta geforderte persönliche Gesundheitskompetenz führt im Idealfall dazu, dass Ärzte es zunehmend mit mündigen, aufgeklärten, eigenverantwortlichen Patienten zu tun haben. Ärzte sehen dies jedoch oft als Herausforderung. Lesen Sie sich dazu bitte den Artikel aus dem Deutschen Ärzteblatt durch: „Arztgespräch: Der mündige Patient als Herausforderung"; s. Linkverzeichnis [31] in Kap. 13.
Nehmen Sie hierzu bitte vor dem Hintergrund der Information aus Kap. 8 Stellung!

9 Welcher Ansatz ist wirkungsvoller: Gesundheitsförderung oder Prävention?

Die vorangegangenen Kapitel haben die unterschiedlichen theoretischen Grundlagen, Ziele, Ansatzpunkte und Interventionsmöglichkeiten[26] von Gesundheitsförderung und Prävention aufgezeigt. Sie haben aber auch deutlich gemacht, dass es trotz der unterschiedlichen Blickrichtungen dieser beiden Public-Health-Ansätze ein gemeinsames Ziel gibt: Beide wollen die Gesundheit der Menschen in einer Bevölkerung verbessern (Abb. 9-1).

Grundlage der **Gesundheitsförderung** ist der theoretische Ansatz der *Salutogenese*, der danach fragt, was einen Menschen gesund erhält. Hiernach befindet sich jeder Mensch auf einer ihm eigenen, kontinuierlichen Linie zwischen den Endpunkten „gesund" und „krank". Auf dieser Linie kann er – je nach den auf ihn einwirkenden positiven oder negativen gesundheitsrelevanten Faktoren – unterschiedliche Zustände des Wohlbefindens

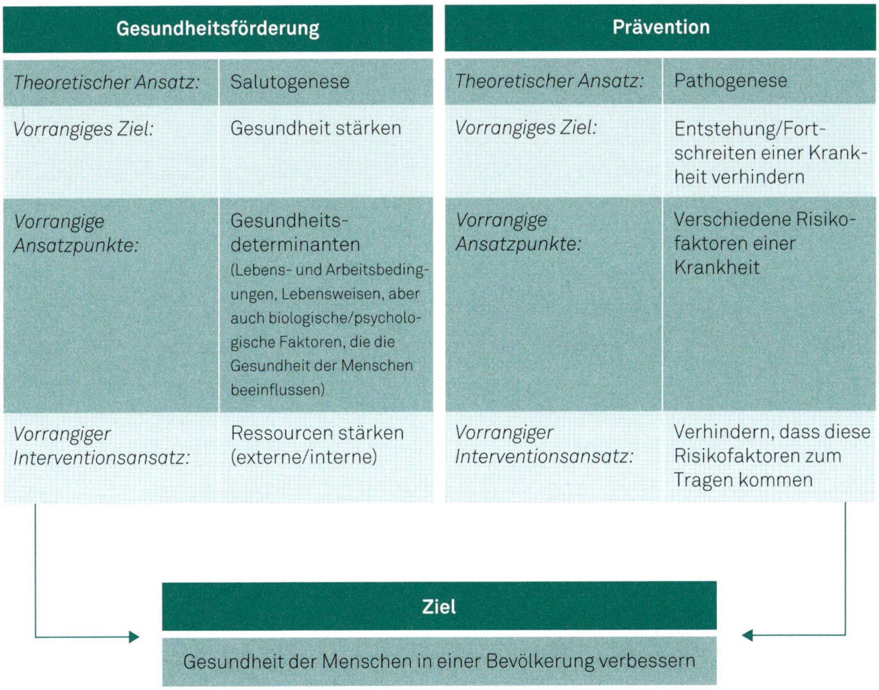

Gesundheitsförderung		**Prävention**	
Theoretischer Ansatz:	Salutogenese	*Theoretischer Ansatz:*	Pathogenese
Vorrangiges Ziel:	Gesundheit stärken	*Vorrangiges Ziel:*	Entstehung/Fortschreiten einer Krankheit verhindern
Vorrangige Ansatzpunkte:	Gesundheitsdeterminanten (Lebens- und Arbeitsbedingungen, Lebensweisen, aber auch biologische/psychologische Faktoren, die die Gesundheit der Menschen beeinflussen)	*Vorrangige Ansatzpunkte:*	Verschiedene Risikofaktoren einer Krankheit
Vorrangiger Interventionsansatz:	Ressourcen stärken (externe/interne)	*Vorrangiger Interventionsansatz:*	Verhindern, dass diese Risikofaktoren zum Tragen kommen

Ziel
Gesundheit der Menschen in einer Bevölkerung verbessern

Abbildung 9-1: Gesundheitsförderung und Prävention blicken aus verschiedenen Richtungen auf das gemeinsame Ziel: Die Verbesserung der gesundheitlichen Situation der Menschen in einer Bevölkerung.

26 Intervention: *hier:* Eingriff/Maßnahme mit dem Ziel der Gesundheitsförderung/Prävention

einnehmen. Vorrangiges Ziel der Gesundheitsförderung ist es daher, die Gesundheit der Menschen in einer Bevölkerung zu stärken, damit diese auf ihrem jeweiligen Kontinuum möglichst nahe an den Endpunkt „gesund" heranrücken. Dies geschieht in erster Linie dadurch, dass Gesundheitsförderung die verschiedensten *Determinanten der Gesundheit* erkennt und beschreibt, sodass sie dann als Ansatzpunkte für eine gesundheitsfördernde Intervention genutzt werden können. Dabei legt Gesundheitsförderung vorrangig Wert darauf, die externen und internen *Ressourcen* der Menschen in einem bestimmten Bereich (z. B. in einem definierten *Setting*) zu stärken.

Theoretische Grundlage der **Prävention** – in all ihren Formen und Ansätzen – ist die *Pathogenese*. Das pathogenetische Krankheitskonzept („bio-medizinisches Krankheitsmodell") beschäftigt sich damit, welche Vorgänge zur Entstehung von Krankheiten führen. Krankheiten werden dabei als Abweichungen von einem definierten Normalzustand des Körpers interpretiert. *Risikofaktoren* können die Entstehung einer bestimmten Krankheit beeinflussen. Ansatzpunkte für präventive Maßnahmen sind daher die jeweiligen Risikofaktoren einer Erkrankung. Das vorrangige Ziel präventiver Interventionen ist es zu verhindern, dass diese Risikofaktoren zum Tragen kommen und zur Entstehung oder Verschlechterung einer Krankheitssituation beitragen.

Im besten Fall tragen also beide Ansätze, **Gesundheitsförderung und Prävention**, dazu bei, die Gesundheit der Menschen in einer Bevölkerung zu verbessern. Allerdings gibt es an vielen Stellen Überschneidungen, die es den Public-Health-Fachleuten nicht immer leicht machen, beide Begriffe in jedem Fall korrekt zu verwenden. Ein gesundheitsförderndes Angebot wie das „Projekt Midnight-Basketball" für die Jugendlichen in einem bestimmten Stadtbezirk kann z. B. gleichzeitig auch ein primär-, sekundär- und/oder tertiärpräventives Angebot für bestimmte Jugendliche in diesem Stadtbezirk sein, die drogengefährdet sind oder bei denen bereits ein problematischer Drogenkonsum festgestellt wurde. In der Praxis werden beide Ziele (*Gesundheitsförderung*: „Gesundheit stärken", *Prävention*: „Krankheit verhindern") also oft gleichzeitig verfolgt. Allerdings ist es wichtig, die jeweils angestrebten Ziele von Anfang an klar zu definieren.

Auch ist es keineswegs so, dass präventive Ansätze ausschließlich darauf abzielen, bestimmte Risikofaktoren auszuschalten und Ansätze der Gesundheitsförderung nur darauf, die Ressourcen der Menschen zu stärken. Beide Interventions-Ansatzpunkte sind sowohl hier als auch dort von Bedeutung. Gesundheitsdeterminanten können ja entweder Risikofaktoren oder Schutzfaktoren (und damit: Ressourcen) sein. Um die Gesundheit zu stärken, ist es daher sehr wichtig, Risikofaktoren zu kennen und zu verhindern, dass sie dann bei empfänglichen Menschen zum Tragen kommen. Andererseits sorgen Präventions-Fachleute nicht nur dafür, dass bestimmte Risikofaktoren ausgeschaltet werden, sondern auch dafür, dass den betroffenen Menschen die Möglichkeiten zur Verfügung stehen, ihre Ressourcen in diesem Bereich zu stärken.

Doch welcher Ansatz ist nun wirkungsvoller: Der Gesundheitsförderungs-Ansatz oder der Präventions-Ansatz? Beide Ansätze haben zum Ziel, die Gesundheit der Menschen in einer bestimmten Bevölkerungsgruppe zu verbessern. Und beide Ansätze können über Erfolge berichten. Wie effektiv die jeweils getroffenen Maßnahmen im Einzelfall sind, kann nur durch eine umfassende **Wirksamkeits-Analyse** (v. a. in Form einer *Prozess-* und *Ergebnisevaluation*) ermittelt werden.

Lösungsvorschläge zu den Aufgaben

10 Lösungsvorschläge zu den Aufgabenstellungen

Im Folgenden finden Sie Lösungsvorschläge für die im Text gestellten Aufgaben. Selbstverständlich können diese Lösungsvorschläge nur Hinweise darauf geben, wie man die Fragen beantworten könnte. Insbesondere bei den Aufgaben, bei denen nach konkreten Beispielen aus Ihrer Erfahrungswelt gefragt wird bzw. die von Ihnen eine (theoretische) Umsetzung eines Lerninhaltes in Ihr persönliches Umfeld erwarten, können die hier genannten Antworten nur als Beispiele verstanden werden, an denen Sie sich orientieren können.

10.1 Antwort zu Aufgabe 1

Aufgabe 1

Formulieren Sie bitte drei weitere Beispiele, durch die verschiedene Sichtweisen auf Gesundheit bzw. Krankheit deutlich werden.

Drei weitere Beispiele, die die verschiedene Sichtweise auf Gesundheit bzw. Krankheit verdeutlichen können:

- Eine 85-jährige Frau ist nach mehreren Schlaganfällen fast vollständig gelähmt und bettlägerig. Auf die Frage, wie es ihr geht, antwortet sie „Gut". Trotz ihrer sehr starken Einschränkungen fühlt sie sich nicht krank.
- Bei einem Jungen im frühen Schulalter, der schon längere Zeit durch ausgeprägte motorische Unruhe und Rastlosigkeit auffiel, wurde nun ein ADHS-Syndrom (Aufmerksamkeitsdefizit-Hyperaktivitätsstörung) diagnostiziert. Der Junge weigert sich, die verschriebenen Medikamente (z.B. Ritalin®) einzunehmen, weil er ja nicht „krank" sei.
- Eine 49-jährige Frau leidet an einer chronischen Nierenfunktionsstörung (Niereninsuffizienz), die sich in den letzten Monaten stetig verschlimmert hat. Seit zwei Wochen muss nun in regelmäßigen Abständen eine „Blutwäsche" (Dialyse) durchgeführt werden. Nach den ersten Dialyse-Terminen bessert sich ihr Zustand zusehends. Sie fühlt sich „fast wie neugeboren", obwohl die Nierenfunktionsstörung weiter voranschreitet.

10.2 Antwort zu Aufgabe 2

10.2.1 Antwort zu Aufgabe 2 a

Aufgabe 2 a

Welche Erfahrungen haben Sie bisher mit dem pathogenetischen Ansatz der Betrachtung von Krankheit und Gesundheit gemacht? Schildern Sie ein Beispiel, an dem die Möglichkeiten und Grenzen dieses Ansatzes deutlich werden.

Selbstverständlich können die Erfahrungen, die Sie bisher mit dem pathogenetischen Ansatz der Betrachtung von Krankheit und Gesundheit (dem biomedizinischen Krankheitsmodell) im Rahmen unseres Gesundheitssystems gemacht haben, sehr unterschiedlich sein. Hier zwei mögliche Beispiele:

Beispiel 1: Der unbefriedigende Hausarzt-Besuch

Sie fühlen sich seit Wochen schlapp und müde, haben keine Energie, etwas zu unternehmen. Es fällt Ihnen schwer, Ihr Arbeitspensum zu erledigen. Ihre Familie ist der Ansicht, dass Sie unbedingt zum Arzt gehen sollten.

Sie vereinbaren also einen Termin bei Ihrem Hausarzt. Dort haben Sie kaum Zeit, Ihre Beschwerden zu schildern. Der Hausarzt schaut Sie nur kurz an und lässt Blut abnehmen. Sie sollen in drei Tagen anrufen und sich nach den Blutwerten erkundigen. Nun sind Sie natürlich weiterhin schlapp und müde, doch zudem auch noch aufgeregt, weil Sie die Ergebnisse der Blutuntersuchung fürchten. Bei Ihrem Anruf nach drei Tagen erfahren Sie von einer Medizinischen Fachangestellten, dass Ihr Hausarzt Ihnen ausrichten lässt, es sei alles in Ordnung.

Sie interpretieren diese Aussage dahingehend, dass Sie sich Ihre Symptome nur einbilden, da Sie eigentlich gesund sind. Vielleicht hat Ihr Hausarzt aber nur wenige Blutwerte bestimmen lassen, die gar nichts über die möglicherweise vorhandene Erkrankung aussagen können? Vielleicht hätte er eine komplette körperliche Untersuchung durchführen müssen, um weitere Hinweise auf die Ursachen Ihrer Beschwerden zu bekommen? Vielleicht hätte er Ihnen aber auch besser zuhören und Sie nach weiteren Problemen in Ihrem sozialen oder beruflichen Umfeld fragen sollen, um Ihnen besser helfen zu können?

Beispiel 2: Der unbemerkte Herzinfarkt

Ihre Mutter (56 Jahre) kommt von einer Routineuntersuchung beim Hausarzt kreidebleich nach Hause. Sie berichtet Ihnen, dass der Hausarzt dieses Mal nicht nur den Blutdruck gemessen, sondern auch ein Routine-EKG (Elektrokardiogramm) gemacht habe. Bei der Besprechung habe er nebenbei erwähnt, dass dort ja die Zeichen eines alten, größeren Herzinfarktes zu sehen seien. Aber aktuell sei alles in Ordnung. Ihre Mutter ist aus allen Wolken gefallen, da sie überhaupt nichts von einem Herzinfarkt wusste. Sie hatte nie die typischen Symptome eines Herzinfarktes (z. B. Schmerzen im linken Arm) und war auch nie daraufhin untersucht worden.

Zu Hause versucht sich Ihre Mutter nun im Internet darüber zu informieren, ob es auch Herzinfarkte gibt, die ohne die typischen Schmerzen im linken Arm ablaufen. Dort erfährt sie, dass Herzinfarkte bei Frauen – anders als bei Männern – häufig ohne diese „typischen" Symptome ablaufen, dass die Symptome bei ihnen vielmehr oft „unspezifisch" sind (z.B. Kurzatmigkeit, Beschwerden im Oberbauch, Übelkeit). Dies sei der Grund, weshalb bei Frauen oftmals nicht daran gedacht werde, dass es sich um einen Herzinfarkt handelt.

Sie erinnern sich nun daran, wie schnell der Herzinfarkt damals bei Ihrem Onkel diagnostiziert und behandelt worden war. Anscheinend hat der pathogenetische Ansatz der Medizin bei Ihrem Onkel hervorragend funktioniert, bei Ihrer Mutter jedoch nicht. Dies könnte z.B. daran liegen, dass das männliche Geschlecht lange Zeit als wichtiger Risikofaktor des Herzinfarktes galt. Beschwerden, die vornehmlich bei männlichen Herzinfarktpatienten auftreten, wurden daher als „typische" Herzinfarktsymptome in die Lehrbücher aufgenommen. Die Symptome, die bei Frauen mit Herzinfarkt meistens auftreten, wurden in der Regel übersehen, sodass die Erkrankung nicht diagnostiziert – oder bei einer späteren Untersuchung als Nebenbefund festgestellt wurde.

10.2.2 Antwort zu Aufgabe 2 b

Aufgabe 2 b

Welche Risikofaktoren sehen Sie, die auf die Beschäftigten in Ihrem Betrieb/Ihrer Institution/Ihrer Hochschule einwirken und zur Entstehung von Erkrankungen beitragen können?

Beispiele für **psychosoziale Risikofaktoren** an einem Arbeitsplatz:

- Zeitarbeit
- Schichtarbeit
- Überstunden
- hohe Anforderungen bei geringem Handlungsspielraum
- Zeitdruck
- hohe Arbeitsdichte
- mangelhafte Arbeitsorganisation
- häufige Unterbrechungen und Störungen während der Arbeit
- geringe Arbeitszufriedenheit
- geringe soziale Unterstützung durch Vorgesetzte
- Konflikte zwischen den Beschäftigten, Mobbing
- Missverhältnis zwischen Leistung und Belohnung

Beispiele für **psychosoziale Risikofaktoren**, denen Studierende an einer Hochschule/Universität ausgesetzt sein können:

- Verlust des familiären Umfeldes, fehlendes soziales Umfeld
- Verdichtung des Lernstoffes

- zu viele Prüfungen, Prüfungsstress
- Konflikte mit Dozenten
- Konkurrenzsituation unter den Studierenden
- Perfektionismus
- nicht „Nein“ sagen können
- ausgeprägtes Leistungsdenken
- schlechtes Zeitmanagement
- Mangel an Selbstvertrauen

Beispiele für **Risikofaktoren,** die bei Studierenden zur Entstehung von körperlichen Erkrankungen beitragen können:
- langes Sitzen
- zu wenig Bewegung
- Sitzmöbel, die nicht ergonomisch gestaltet sind
- schlechte Beleuchtung
- Lärm (z. B. in Unterrichtsräumen bei schlechten Schallschutzmaßnahmen)
- Kontakt mit chemischen Substanzen, biologischen Kulturen oder Strahlung im Labor
- unregelmäßige Essenszeiten

10.3 Antwort zu Aufgabe 3

10.3.1 Antwort zu Aufgabe 3 a

Aufgabe 3 a

Wenden Sie bitte das Salutogenese-Modell von Aaron Antonovsky auf die unterschiedlichen Lebensabschnitte eines konkreten, Ihnen näher bekannten Menschen an.

Auch hier kann die folgende Antwort selbstverständlich nur ein dafür Beispiel sein, wie Sie das Salutogenese-Modell von Aaron Antonovsky auf die unterschiedlichen Lebensabschnitte eines konkreten, Ihnen näher bekannten Menschen anwenden könnten.

Beispiel „Herr B.“

1. Lebensabschnitt

Herr B. kam im Winter 1944/45 in einer größeren deutschen Stadt zur Welt. In vielen Städten herrschte Kälte und v. a. Hunger, der nach der Beendigung des 2. Weltkriegs noch zunahm. Die Mutter von Herrn B. war schwach und konnte das Kind kaum stillen. Der Säugling war deshalb unterernährt und wuchs nur langsam. Im folgenden Winter erkrankte das Kind an Diphtherie und überlebte nur knapp.

Man könnte sich nun nach dem Salutogenese-Modell von Antonovsky für den beschriebenen 1. Lebensabschnitt von Herrn B. folgendes HEDE-Kontinuum vorstellen: s. Tabelle 10-1, s. Abbildung 10-1.

Tabelle 10-1: Einflussfaktoren nach dem Salutogenese-Modell von Antonovsky für den 1. Lebensabschnitt von Herrn B.

Belastungsfaktoren	Ressourcen
Unterernährung	liebevolles familiäres Umfeld
mangelhaftes Wachstum	hohe körperliche und seelische Widerstandskraft
Kälte	
Diphtherie	

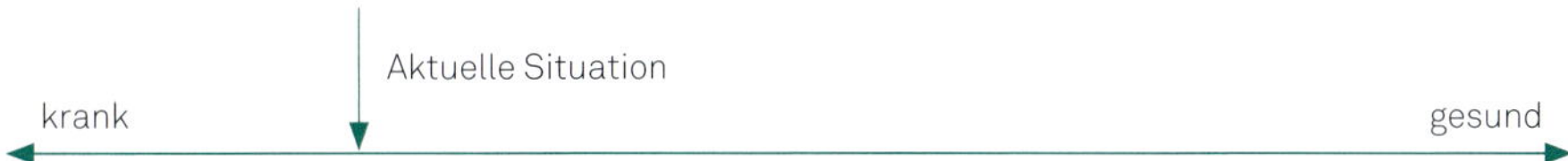

Abbildung 10-1: Aktuelle Situation von Herrn B. im 1. Lebensabschnitt.

2. Lebensabschnitt

Das Kleinkind erholte sich langsam. Es wuchs in einer guten familiären Situation auf. Zwar war es nicht besonders groß für sein Alter, aber recht zäh. Die üblichen Kinderkrankheiten überstand es ohne große Probleme. Auch während der Schulzeit gab es kaum gesundheitliche Probleme. B. verließ die Schule wie die meisten seines Jahrgangs mit 14 Jahren und machte eine Schlosserlehre. Der kleine, schlanke B. galt als zäh und durchsetzungsfähig. Während seiner ganzen Lehrzeit war er kein einziges Mal krank.

Nach dem Salutogenese-Modell von Antonovsky könnte man sich für den beschriebenen 2. Lebensabschnitt folgendes HEDE-Kontinuum vorstellen: s. Tabelle 10-2, s. Abbildung 10-2.

Tabelle 10-2: Einflussfaktoren nach dem Salutogenese-Modell von Antonovsky für den 2. Lebensabschnitt von Herrn B.

Belastungsfaktoren	Ressourcen
übliche Kinderkrankheiten	liebevolles familiäres Umfeld
	hohe körperliche und seelische Widerstandskraft („zäh“)
	durchsetzungsfähig
	normales Körpergewicht

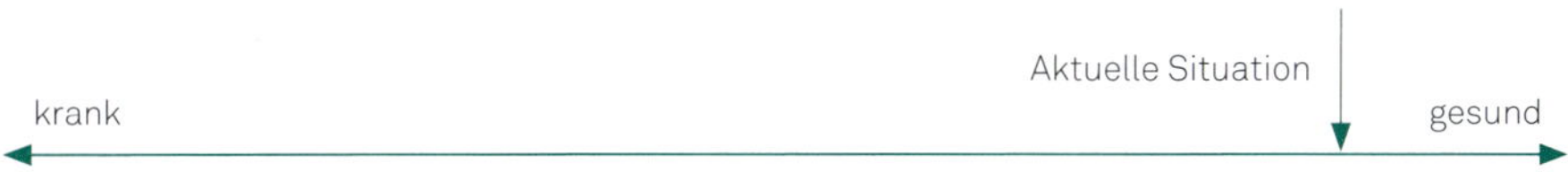

Abbildung 10-2: Aktuelle Situation von Herrn B. im 2. Lebensabschnitt.

3. Lebensabschnitt

B. wurde erwachsen. Er heiratete mit 23 Jahren eine junge Frau aus der Nachbarschaft, die er sehr liebte. Beide bekamen schon bald Nachwuchs. Innerhalb von fünf Jahren kamen drei Kinder zur Welt. Herr B. war stolz und glücklich. Die Wohnung in der Stadt wurde zu klein. Familie B. plante, ein Haus im Grünen zu bauen. Herr B. machte nun regelmäßig Überstunden, um das Haus abzubezahlen. Wenn er nach Hause kam, wollte er eigentlich nur noch seine Ruhe haben. Doch die drei Kinder ließen ihn nicht zur Ruhe kommen. Obwohl er seine Kinder sehr liebte, zog sich Herr B. dann gerne mit einer Flasche Bier und Knabbereien auf sein Sofa zurück und schaute Fußball. Für mehr Bewegung oder sogar aktiven Sport fühlte er sich einfach zu erschöpft. So kam es, dass er im Laufe der Jahre an Gewicht zunahm. Mit 42 Jahren hatte er einen Body-Mass-Index (BMI) von 32 kg/m^2 und war damit krankhaft übergewichtig (adipös). Bei einer Routine-Gesundheitsuntersuchung stellte die Hausärztin einen erhöhten Blutdruck fest. Außerdem war sein Nüchtern-Blutzuckerwert leicht erhöht. Die Ärztin sprach von einem Prä-Diabetes. Herr B. fühlte sich aber eigentlich recht gesund.

Für den beschriebenen 3. Lebensabschnitt könnte man sich nach dem Salutogenese-Modell von Antonovsky folgendes HEDE-Kontinuum vorstellen: s. Tabelle 10-3, s. Abbildung 10-3.

Tabelle 10-3: Einflussfaktoren nach dem Salutogenese-Modell von Antonovsky für den 3. Lebensabschnitt von Herrn B.

Belastungsfaktoren	Ressourcen
Stress durch Familie	liebevolles familiäres Umfeld
Stress durch Überstunden	hohe körperliche und seelische Widerstandskraft („zäh")
falsche Ernährung	durchsetzungsfähig
Alkoholkonsum	
Bewegungsmangel	
Adipositas	
Bluthochdruck	
Prä-Diabetes	

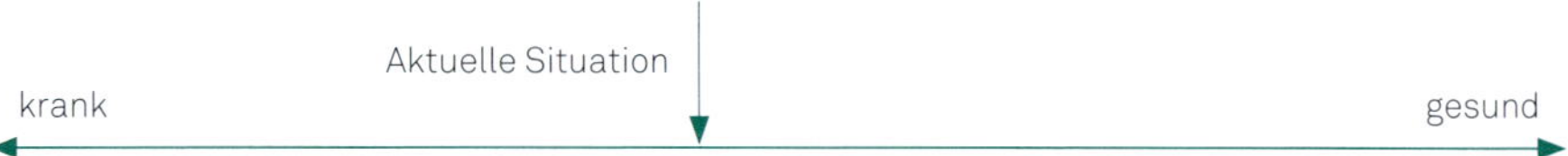

Abbildung 10-3: Aktuelle Situation von Herrn B. im 3. Lebensabschnitt.

4. Lebensabschnitt

Herr B. merkte nun langsam, dass ihm die Arbeit immer schwerer fiel. Er hatte noch weiter an Gewicht zugenommen (BMI: 37 kg/m^2). Seine Gelenke machten ihm Probleme (Arthrose in den Knie- und Hüftgelenken), der Blutdruck war trotz medikamentöser Behandlung zu hoch. Er musste nun auch Medikamente wegen zu hoher Blutzuckerwerte (Diabetes mellitus Typ 2) einnehmen. Der Augenarzt hatte schon erste Veränderungen am Augenhintergrund aufgrund der diabetischen Stoffwechsellage festgestellt. Seine Ärztin riet ihm dringend, seine Ernährung umzustellen und sich regelmäßig zu bewegen. Gemeinsam mit seiner Frau beschloss er, eine Ernährungsumstellung durchzuführen. Die ganze Familie aß nun mehr Obst und Gemüse, weniger Fleisch und verzichtet ganz auf industriell vorgefertigte Lebensmittel. Herr B. trank nur noch in Ausnahmefällen Alkohol. Außerdem ging er mit seiner Frau einmal pro Woche abends zum Tanzen. Zusätzlich spielte Herr B. wieder einmal wöchentlich Handball. Auf diese Weise gelang es ihm, seinen Body-Mass-Index innerhalb von zwei Jahren auf 30 kg/m^2 zu senken. Er hielt sich sehr strikt an die beschlossenen Maßnahmen, da ihm klar war, dass er nur so das Voranschreiten der Erkrankungen verhindern konnte.

Auf den beschriebenen 4. Lebensabschnitt bezogen, könnte man sich das HEDE-Kontinuum nach dem Salutogenese-Modell von Antonovsky folgendermaßen vorstellen: s. Tabelle 10-4, s. Abbildung 10-4.

Tabelle 10-4: Einflussfaktoren nach dem Salutogenese-Modell von Antonovsky für den 4. Lebensabschnitt von Herrn B.

Belastungsfaktoren	Ressourcen
Adipositas	liebevolles familiäres Umfeld
Bluthochdruck	hohe körperliche und seelische Widerstandskraft („zäh")
Diabetes mellitus Typ 2	durchsetzungsfähig
Arthrose (Knie/Hüfte)	gesündere Ernährung
Veränderungen am Augenhintergrund	mehr Bewegung
	medikamentöse Behandlung

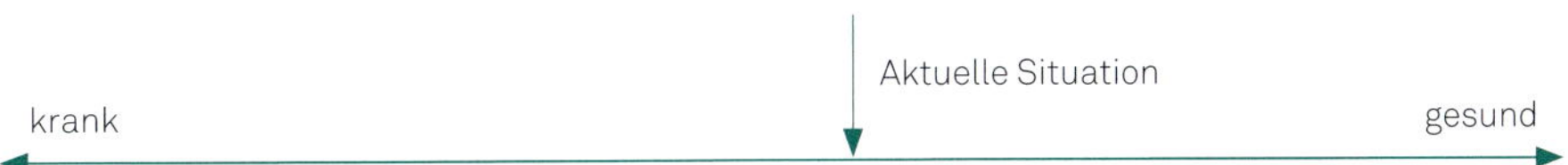

Abbildung 10-4: Aktuelle Situation von Herrn B. im 4. Lebensabschnitt.

5. Lebensabschnitt

Herr B. war nun schon einige Jahre in Rente. Dadurch, dass er seine Ernährung umgestellt und sich regelmäßig mehr bewegt hatte, hatte er seinen Gesundheitszustand für mehr als zehn Jahre recht stabil halten können. Aufgrund des immer noch zu hohen Körpergewichts hatte er dann jedoch aufgrund der fortschreitenden Arthrose zunehmend Probleme beim Laufen bekommen. Mit 65 Jahren wurden beide Kniegelenke operiert. Er bekam beidseits künstliche Gelenke eingesetzt (Knie-Endoprothese). Leider verliefen die Operationen nicht optimal. Daher war er trotz der Prothesen weiterhin beim Laufen eingeschränkt. Handball und Tanzen waren nicht mehr möglich. Er ging deshalb mit seiner Frau regelmäßig zum Schwimmen. Mittlerweile zeigten sich auch andere Altersveränderungen. Herr B. sah und hörte zunehmend schlechter. Der Augenarzt hatte einen grauen Star diagnostiziert, der in einigen Wochen operiert werden sollte. Trotz erheblicher Altersschwerhörigkeit war Herr B. nicht bereit, ein Hörgerät zu tragen, da es ihm unangenehm war.

Das HEDE-Kontinuum nach dem Salutogenese-Modell von Antonovsky könnte man sich bezogen auf den beschriebenen 5. Lebensabschnitt von Herrn B. folgendermaßen vorstellen: s. Tabelle 10-5, s. Abbildung 10-5.

Tabelle 10-5: Einflussfaktoren nach dem Salutogenese-Modell von Antonovsky für den 5. Lebensabschnitt von Herrn B.

Belastungsfaktoren	Ressourcen
Adipositas	liebevolles familiäres Umfeld
Bluthochdruck	hohe körperliche und seelische Widerstandskraft („zäh“)
Diabetes mellitus Typ 2	durchsetzungsfähig
Arthrose (Knie/Hüfte)	gesündere Ernährung
Veränderungen am Augenhintergrund	angepasste Form der Bewegung
Altersschwerhörigkeit	medikamentöse Behandlung
Grauer Star	Knie-Endoprothese
Probleme bei Endoprothese-OP	geplante Star-OP

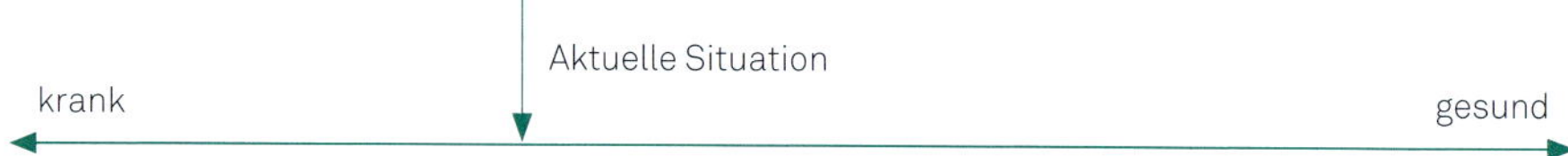

Abbildung 10-5: Aktuelle Situation von Herrn B. im 5. Lebensabschnitt.

10.3.2 Antwort zu Aufgabe 3 b

Aufgabe 3 b

Beschreiben Sie ein konkretes Beispiel für eine ressourcenstärkende Strategie im Rahmen der von Ihnen für Ihren Betrieb/Ihre Institution/Ihre Hochschule geplanten Maßnahmen der *Betrieblichen Gesundheitsförderung* und erläutern Sie dabei den Bezug zum Salutogenese-Modell.

Gesundheitsförderungsstrategien im Bereich Public Health zielen darauf ab, gesellschaftliche und individuelle Ressourcen zu stärken und beziehen sich dabei in vielen Fällen auf das Salutogenese-Modell von Antonovsky. Eine ressourcenstärkende Strategie im Rahmen der in einem Betrieb oder einer Hochschule geplanten Maßnahmen der Betrieblichen Gesundheitsförderung könnte daher zum einen an den jeweils betroffenen Menschen im Betrieb/in der Hochschule ansetzen, zum anderen aber auch in der betrieblichen Umwelt bzw. in der Hochschul-Umwelt.

Beispiele für **Ressourcen in der betrieblichen Umwelt,** die es zu stärken gilt:

- ergonomische gestaltete Arbeitsplätze
- lärmgeschützte Tageslicht-Arbeitsplätze mit angenehmem Raumklima
- Arbeitstempo, das an die Fähigkeiten der Beschäftigten angepasst ist
- Vermeidung von Zeitdruck
- anspruchsvolles, nicht überforderndes Aufgabenprofil
- Anerkennung für die geleistete Arbeit, Wertschätzung
- vertrauensvolles Arbeitsklima
- angemessene Umgangsformen
- kooperatives Führungsverhalten

Die genannten Beispiele können auch für die Hochschul-Umwelt gelten.

Beispiele für **individuelle Ressourcen,** die es in der betrieblichen Umwelt zu stärken gilt:

- Fähigkeiten im Umgang mit Stress
- Fähigkeiten im Umgang mit Menschen
- Konfliktlösefähigkeiten
- Problemlösekompetenz
- Akzeptieren von Leistungsgrenzen
- Fähigkeiten des Selbstmanagements (z. B. persönliche Arbeitsorganisation)
- gesunde Ernährung
- regelmäßige Bewegung
- bewusster Umgang mit Alkohol
- Verzicht auf Rauchen
- genügend Pausen und ausreichend Schlaf
- genügend außerberufliche soziale Kontakte

Konkretes Beispiel für eine **ressourcenstärkende Strategie** im Rahmen von Maßnahmen der Betrieblichen Gesundheitsförderung:

Ort: Wohneinrichtung für Menschen mit Behinderung.
Problem: Die in der Wohneinrichtung beschäftigten Betreuer klagen über häufige Überstunden. Es fallen oft Kollegen aus gesundheitlichen Gründen aus, für die sie dann kurzfristig einspringen müssen. Nicht selten ist nur ein Betreuer da, der sich alleine um eine ganze Wohngruppe von Menschen mit Behinderung kümmern muss. Die Betreuer sind daher gestresst und fühlen sich überlastet.
Ressourcenstärkende Strategie: Eine an den Ursachen ansetzende ressourcenstärkende gesundheitsfördernde Strategie wäre hier, das **Arbeitszeitmanagement** zu verbessern.

Mögliche Maßnahmen:

1. Es könnte ein Pool aus so genannten Springern eingerichtet werden, die beim Ausfall eines Betreuers seine Arbeit für den Zeitraum des Ausfalls übernehmen.
2. Es sollten grundsätzlich genügend Betreuungskräfte eingestellt werden, um alle anfallenden Arbeiten (incl. der Verwaltungstätigkeiten und der Begleitung der behinderten Menschen bei auswärtigen Terminen) problemlos durchführen zu können.
3. Die Betreuungskräfte sollten an der Planung ihrer Arbeitszeiten beteiligt sein, um für jeden Einzelnen eine Ausgewogenheit zwischen Arbeit und privaten Interessen (gute Work-Life-Balance) erreichen zu können.

Maßnahmen, die z.B. der Entspannung (Yoga, Progressive Muskelrelaxation etc.) oder der Stärkung der Fähigkeiten der Mitarbeiter im Umgang mit Stress dienen sollen (Stressmanagement etc.), setzen in diesem Fall nicht an den Ursachen an. Sie können das Stressgefühl bei den Betroffenen allenfalls kurzfristig mindern.

10.4 Antwort zu Aufgabe 4

10.4.1 Antwort zu Aufgabe 4 a

Aufgabe 4 a

Diskutieren Sie die Gesundheits-Definition der WHO (1948) vor dem Hintergrund dessen, was Sie in Kap. 1 gelernt haben. Informieren Sie sich darüber, warum diese Definition noch immer heftig umstritten ist.

Die Definition der Weltgesundheitsorganisation (WHO) aus dem Jahr 1948 besagt, dass Gesundheit ein Zustand des vollständigen körperlichen, geistigen und sozialen Wohlergehens ist und nicht nur das Fehlen von Krankheit oder Gebrechen.

Es handelt sich hier um eine wertorientierte Definition in der Präambel der Verfassung der WHO, die gefolgt wird von der Aussage, dass es eines der Grundrechte jedes Menschen, ohne Unterschied der Rasse, der Religion, der politischen Überzeugung, der wirtschaftlichen und sozialen Stellung ist, sich des bestmöglichen Gesundheitszustandes zu erfreuen. Gesundheit hat nach dieser Definition mehrere Dimensionen, eine körperliche, eine geistige und eine soziale, die sich ständig wechselseitig beeinflussen. Diese gegenseitige Beeinflussung geschieht jeden Tag immer wieder aufs Neue. Es gibt also keinen einmal erreichten, andauernden Zustand, sondern ein ständiges Streben nach einer aktiv herzustellenden Balance.

Seit ihrer Aufnahme in die Präambel der Verfassung der WHO wurde diese Definition heftig diskutiert und kritisiert (s. Linkverzeichnis [32] in Kap. 13). Kritiker wandten ein, dass es sich um eine Utopie handelt, die nicht zu erreichen sei. Sie gingen bei ihrer Kritik v.a. auf den Begriff des „vollständigen" bzw. „völligen" Wohlbefindens ein. Das Erreichen eines „Zustandes des vollständigen körperlichen, geistigen und sozialen Wohlergehens" sei nicht möglich. Träfe die Definition zu, könnte niemand richtig gesund sein. Gleichzeitig handele es sich um eine starre, dogmatische Definition, die keine Anpassung an unterschiedliche Situationen erlaube. Auch wurde der WHO-Definition vorgeworfen, sie gebe eine einseitige Sichtweise wieder. Darüber hinaus seien die genannten drei Dimensionen (körperlich, geistig, sozial) nicht klar genug definiert.

Trotz aller Kritik hatte und hat die WHO-Definition noch immer erheblichen Einfluss auf die Politik, aber auch auf die Praxis von Prävention und Gesundheitsförderung. In der Wissenschaft ist sie allerdings nicht mehr aktuell. Mittlerweile gibt es zahlreiche Weiterentwicklungen der Gesundheits-Definition, jedoch noch immer keinen einheitlichen Gesundheitsbegriff.

Beispiel für eine aktuelle Gesundheits-Definition aus dem sozialwissenschaftlichen Bereich (Hurrelmann 2010):

> „Gesundheit ist ein Zustand des objektiven und subjektiven Befindens einer Person, der gegeben ist, wenn diese Person sich in den physischen, psychischen und sozialen Bereichen ihrer Entwicklung im Einklang mit den eigenen Möglichkeiten und Zielvorstellungen und den jeweils gegebenen äußeren Lebensbedingungen befindet."

10.4.2 Antwort zu Aufgabe 4 b

Aufgabe 4 b

Ist Gesundheit ein einklagbares individuelles Menschenrecht? Suchen Sie hierzu noch weitere Informationen über das Internet.

Wie in der Antwort zu Aufgabe 4 a erläutert, steht in der Präambel der **Verfassung der WHO**, dass es eines der Grundrechte jedes Menschen, ohne Unterschied der Rasse, der Religion, der politischen Überzeugung, der wirtschaftlichen und sozialen Stellung ist, sich des bestmöglichen Gesundheitszustandes zu erfreuen. Dies bedeutet jedoch nicht, dass Gesundheit dadurch zu einem einklagbaren individuellen Menschenrecht wurde. Auch das in der **Allgemeinen Erklärung der Menschenrechte** festgelegte Recht auf einen Lebensstandard, der Gesundheit und Wohl gewährleistet, ist kein einklagbares individuelles Menschenrecht. Erst der **UN-Sozialpakt** verankerte das Recht aller Menschen auf den besten erreichbaren körperlichen und geistigen Gesundheitszustand in einem völkerrechtlich bindenden Vertrag. Allerdings meint auch dieser Sozialpakt nicht, dass jeder Mensch das individuelle Recht darauf hat, gesund zu sein. Das Recht besteht darin, dass er selbst über seine eigene Gesundheit und seinen Körper bestimmen kann. Er hat das Recht, nicht misshandelt oder ohne eigene Zustimmung zu medizinischen Versuchen herangezogen zu werden. Weiterhin hat er das Recht zu einem chancengleichen Zugang zu einem Gesundheitssystem, das den Menschen (innerhalb ihres Staatsgebietes) ein höchstmögliches Maß an Gesundheit ermöglicht.

Das Recht kann es also einem einzelnen Menschen nicht zusichern, dass er gesund bleibt oder wird. Der Mensch hat auch keinen persönlichen Anspruch darauf, vor allen anderen gute Bedingungen für seine Gesundheit zu erhalten. Es gibt somit kein individuelles Recht auf Gesundheit, wohl aber das Recht darauf, in einer Gesellschaft die gleichen Chancen für einen Zugang zu Gesundheitsleistungen zu bekommen, die das in diesem Land höchstmögliche Maß an Gesundheit ermöglichen.

Staaten, die den UN-Sozialpakt unterzeichnet haben, müssen damit das Recht auf Gesundheit anerkennen und gezielt in eine nationale Gesundheitspolitik umsetzen. Sie dürfen z. B. den Zugang zu Gesundheitsdiensten nicht verweigern oder einschränken, sie dürfen keine unsicheren Medikamente verbreiten, den Zugang zu Verhütungsmitteln und gesundheitsbezogenen Informationen nicht einschränken und das Recht auf Gesundheit nicht durch Verschmutzung der natürlichen Umwelt beeinträchtigen. Sie müssen weiterhin sicherstellen, dass ein gleichberechtigter Zugang zu den Gesundheitsleistungen besteht. Zwar ist das Recht auf Gesundheit wie alle Menschenrechte rechtlich sofort wirksam. Allerdings müssen die damit verbundenen menschenrechtlichen Pflichten nicht alle sofort, sondern z. T. erst schrittweise erfüllt werden. Grund dafür ist, dass die Verwirklichung dieser Menschenrechte nur mit Hilfe von ausreichenden finanziellen Mitteln möglich ist, die jedoch nicht immer in ausreichendem Maße vorhanden sind. Die internationale Durchsetzung von Menschenrechten ist noch immer sehr schwierig. Juristische Verfahren hierzu gibt es bislang nur auf regionaler Ebene. Auf nationaler Ebene werden weiterhin Menschenrechtsorganisationen benötigt, die sich immer wieder für die Umsetzung der Menschenrechte einsetzen.

Internet-Links für Interessierte: s. Linkverzeichnis [33] und [34] in Kap. 13.

10.4.3 Antwort zu Aufgabe 4 c

Aufgabe 4 c

Inwiefern fußen auch die Maßnahmen der Betrieblichen Gesundheitsförderung, die Sie z. B. für Ihren Betrieb/Ihre Institution/Ihre Hochschule planen, auf den in diesem Kapitel angesprochenen Strategien und Programmen?

Der Begriff der **Betrieblichen Gesundheitsförderung** basiert auf dem in der Ottawa-Charta (1986; s. Kap. 2.2) und im Rahmenkonzept Gesundheit 21 (1998; s. Kap. 2.3) definierten und ausgearbeiteten gesundheitspolitischen Leitbild der Gesundheitsförderung.

Zentrales Ziel der Betrieblichen Gesundheitsförderung ist die gemeinsame Erarbeitung und Umsetzung von Maßnahmen zur Verbesserung von Gesundheit und Wohlbefinden am Arbeitsplatz durch Arbeitgeber, Arbeitnehmer und Gesellschaft. Dadurch sollen Arbeitsorganisation und Arbeitsbedingungen verbessert, aktive Mitarbeiterbeteiligung, persönlichen Kompetenzen und Gesundheitspotenzial gefördert, Krankheiten am Arbeitsplatz vorgebeugt und das Wohlbefinden am Arbeitsplatz verbessert werden. Die Arbeitswelt bzw. jede Firma, jeder Betrieb, jede Institution wird dabei als **Setting** (s. Kap. 4.4) gesehen. **Partizipation** durch Einbindung der gesamten Belegschaft in die Planung und Umsetzung der Maßnahmen gehört zu den grundlegenden Merkmalen der Betrieblichen Gesundheitsförderung. Beide Begriffe (Setting und Partizipation) wurde bereits in der Ottawa-Charta verwendet.

Alle Maßnahmen, die im Rahmen der Betrieblichen Gesundheitsförderung oder des Betrieblichen Gesundheitsmanagements in Ihrem Betrieb/Ihrer Institution oder Ihrer Hochschule geplant bzw. durchgeführt werden, basieren somit auf diesen grundlegenden Strategien und Programmen der Gesundheitsförderung.

10.5 Antwort zu Aufgabe 5

10.5.1 Antwort zu Aufgabe 5 a

Aufgabe 5 a

Bitte beschreiben Sie in eigenen Worten, worum es in der Ottawa-Charta geht (Originaltext s. Linkverzeichnis [4] in Kap. 13).

Bei der **Ottawa-Charta** handelt es sich um ein gesundheitspolitisches Leitbild, dessen visionäres Ziel „Gesundheit für alle bis zum Jahr 2000“ ist. Gesundheit wird hier als wesentlicher Bestandteil des alltäglichen Lebens verstanden und nicht als ein (zukünftiges) Lebensziel. Dabei soll Gesundheit nicht in erster Linie durch die Verhütung und Therapie von Krankheiten erreicht werden, sondern durch Maßnahmen der Gesundheitsförderung. Gesundheitsförderung zielt hier nicht nur auf die Entwicklung einer gesünderen Lebensweise, sondern auch auf die Förderung von umfassendem Wohlbefinden. Ein guter Gesundheitszustand ist dabei ein entscheidender Bestandteil der Lebensqualität.

Die Ottawa-Charta betont bei alldem die Bedeutung sozialer und individueller Einflussfaktoren, die die Gesundheit der Menschen fördern können (Ressourcen). Die Verantwortung für die Förderung der Gesundheit soll nicht nur beim Gesundheitssektor eines Landes liegen. Es sind vielmehr alle Politikbereiche gefragt, daran mitzuarbeiten, da eine Verbesserung des Gesundheitszustandes an grundlegende Bedingungen wie Frieden, angemessene Wohnbedingungen, Bildung, Ernährung, Einkommen, stabiles Ökosystem, soziale Gerechtigkeit, Chancengleichheit etc. geknüpft ist.

Um dies alles zu erreichen, werden in der Ottawa-Charta drei wichtige **Handlungsstrategien** genannt:

- *advocate* (Anwaltschaft für Gesundheit),
- *enable* (Befähigen und Ermöglichen) und
- *medicate* (Vermitteln und Vernetzen).

Mehr Gesundheit soll also in den verschiedensten Bereichen des Lebens durch ein aktives, anwaltschaftliches Eintreten für gesundheitsfördernde Ziele geschaffen werden *(advocate)*. Menschen sollen dabei in die Lage versetzt werden, darauf Einfluss nehmen zu können, dass sie ihre Gesundheitspotenziale weitestgehend entfalten können *(enable)*. Ein wichtiger Punkt ist darüber hinaus das gemeinschaftliche, koordinierte Handeln von Verantwortlichen in all den Bereichen, die für die Gesundheitsförderung wichtig sind *(mediate)*.

Außer den Handlungsstrategien definiert die Ottawa-Charta noch fünf vorrangige Orte, sog. **Handlungsfelder,** wo das geschehen soll:

- Entwicklung einer gesundheitsfördernden Gesamtpolitik
- gesundheitsfördernde Lebenswelten (Settings) schaffen
- gesundheitsbezogene Gemeinschaftsaktionen unterstützen
- persönliche Kompetenzen entwickeln *(Health Literacy)*
- Gesundheitsdienste neu orientieren

10.5.2 Antwort zu Aufgabe 5 b

Aufgabe 5 b

Wo finden Sie in Ihrem eigenen beruflichen Tätigkeitsfeld Ansätze, die man auf die Ottawa-Charta zurückführen könnte?

Auch bei dieser Aufgabe können selbstverständlich nur beispielhaft verschiedene Ansatzpunkte im beruflichen Bereich genannt werden.

Grundsätzlich lassen sich alle Maßnahmen der **Betrieblichen Gesundheitsförderung** auf die **Ottawa-Charta** und die darauf basierenden Strategien und Programme zurückführen. Der Begriff der Gesundheitsförderung wurde im Rahmen der Ottawa-Charta erstmals in der heute überwiegend akzeptierten Form definiert. Ebenso wurde der Begriff des „Settings“ über die Ottawa-Charta im Bereich der Gesundheitsförderung (im Rahmen von Public Health/Gesundheitswissenschaften) verankert. Erst durch die Ottawa-Charta konnte das Setting „Betrieb“ als abgrenzbare Lebens- und Arbeitswelt verstanden werden und damit als ein Ort, an dem eine gesundheitsfördernde Lebens- und Arbeitswelt geschaffen werden kann.

Um anschaulich zu machen, dass sich alle Maßnahmen der Betrieblichen Gesundheitsförderung (mehr oder weniger) auf die Inhalte der Ottawa-Charta zurückführen lassen, wird hier auf das konkrete Beispiel in der Antwort zu Aufgabe 3 b zurückgegriffen. Dort ist eine ressourcenstärkende Strategie im Rahmen von Maßnahmen der Betrieblichen Gesundheitsförderung beschrieben.

- In dem genannten Beispiel finden die Maßnahmen im Setting „Betrieb" (hier: dem Arbeitsplatz „Wohneinrichtung für behinderte Menschen") statt.
- Die an der Planung und Umsetzung der Maßnahmen beteiligten Mitarbeiter und Leitungskräfte treten **aktiv** für ein gesundheitsförderndes Handeln in verschiedenen Bereichen der Arbeit (insbesondere im Bereich des Arbeitszeitmanagements) ein. Sie tun dies **anwaltschaftlich** nicht nur für sich, sondern auch für alle anderen Mitarbeiter und für die Bewohner der Einrichtung.
- Das Ganze soll im Rahmen einer **gesundheitsfördernden Gesamtpolitik** der Einrichtung geschehen. Die geschilderten Maßnahmen stehen also nicht für sich alleine, sondern sollen in ein Gesamtkonzept für den Betrieb (= Wohneinrichtung für behinderte Menschen) eingebettet sein.
- Alle Mitarbeiter und Leitungskräfte werden an der Planung und Umsetzung der Maßnahmen beteiligt **(Partizipation)**.
- Dies geschieht im Rahmen eines koordinierten Zusammenwirkens aller Beteiligten **(Kooperation)**.
- Dabei haben alle Beteiligten die gleichen Chancen für eine aktive Mitarbeit. Ebenso haben sie die gleichen Chancen, von den erarbeiteten Maßnahmen zu profitieren **(Chancengleichheit)**.
- Durch die Maßnahmen werden die Mitarbeiter ebenso wie die Leitungskräfte befähigt, ihr Gesundheitspotenzial weitestgehend zu entfalten.
- Durch die Mitarbeit an der Planung und Umsetzung der angeführten Maßnahmen entwickeln sich die persönlichen **Kompetenzen** der Beteiligten v. a. im Hinblick auf die Förderung der Gesundheit weiter.
- Zudem werden Strukturen geschaffen, die nachhaltig die gesundheitliche Situation der dort Beschäftigten verbessern.

10.6 Antwort zu Aufgabe 6

10.6.1 Antwort zu Aufgabe 6 a

Aufgabe 6 a

Recherchieren Sie zu einem von Ihnen ausgewählten Gesundheitsziel (aus **Gesundheit 21**), ob und ggf. inwieweit sich hierbei in Deutschland, Österreich oder der Schweiz Änderungen seit der Verabschiedung von **Gesundheit 21** ergeben haben.

Ausgewähltes Ziel: Gesundheitliche Chancengleichheit.

Gesundheitliche Ungleichheit ist eines der wichtigsten Themen von Public Health/ Gesundheitswissenschaften. Sie kann z. B. zwischen Menschen verschiedener sozialer Schichten bestehen oder zwischen verschiedenen ethnischen bzw. regionalen Gruppen, zwischen Männern und Frauen, jungen und alten Menschen und/oder auch zwischen Menschen unterschiedlicher sexueller Orientierung. Gesundheitliche Ungleichheit kann neben dem Gesundheitszustand und der Lebenserwartung auch die Gesundheitschancen, das Gesundheitsverhalten, den Lebensstil und die Inanspruchnahme von Leistungen des Gesundheitssystems betreffen. Dort, wo diese Ungleichheit vermeidbar ist, kann **gesundheitliche Ungerechtigkeit** bestehen (s. Kap. 5). Public Health/Gesundheitswissenschaften sind dann aufgerufen, an der Verbesserung eines solchen Zustandes der gesundheitlichen Ungerechtigkeit mitzuwirken, also zu helfen, **gesundheitliche Chancengleichheit** herzustellen. Die gesundheitliche Chancengleichheit steht an zweiter Stelle unter den Gesundheitszielen des 1998 formulierten Rahmenkonzeptes **Gesundheit 21.**

Beispiele für Anzeichen von gesundheitlicher Chancen(un)gleichheit in Deutschland (s. Tabelle 10-6, Tabelle 10-7, Tabelle 10-8):

Tabelle 10-6: Zahlen zur Lebenserwartung in Deutschland in Abhängigkeit von Geschlecht und Region. Quelle: s. Linkverzeichnis [35] in Kap. 13.

Lebenserwartung bei Geburt			
	Frauen	Männer	Differenz
1999	80,9 J.	74,8 J.	6,1 J.
2015	82,8 J.	77,8 J.	5,0 J.
Weitere Lebenserwartung mit 65 Jahren			
	Frauen	Männer	Differenz
1999	19,3 J.	15,5 J	3,8 J.
2014	20,9 J.	17,7 J.	3,2 J.
Lebenserwartung bei Geburt, Männer			
	West	Ost	Differenz
1999	75,1 J.	73,5 J.	1,6 J.
2013	78,3 J.	77,0 J.	1,3 J.
Lebenserwartung bei Geburt, Frauen			
	West	Ost	Differenz
1999	81,0 J.	80,4 J.	0,6 J.
2013	82,9 J.	82,9 J.	0,0 J.
Weitere Lebenserwartung mit 65 Jahren, Männer			
	West	Ost	Differenz
1999	15,6 J.	15,0 J.	0,6 J.
2013	17,7 J.	17,3 J.	0,4 J.
Weitere Lebenserwartung mit 65 Jahren, Frauen			
	West	Ost	Differenz
1999	19,3 J.	19,4 J.	–0,1 J.
2013	20,8 J.	20,7 J.	0,1 J.

Tabelle 10-7: Anteil der übergewichtigen Männer und Frauen (Body-Mass-Index > 25 kg/m²) in Deutschland. Quelle: s. Linkverzeichnis [36] und [37] in Kap. 13.

	Frauen	Männer	Differenz
1998	53,0 %	66,7 %	−13,7 %
2011	53,0 %	67,1 %	−14,1 %
davon BMI ≥ 30 kg/m²			
1998	21,7 %	18,7 %	3,0 %
2011	23,9 %	23,3 %	0,6 %

Tabelle 10-8: Anteil der starken Raucher unter den 25- bis 69-jährigen Männern und Frauen in Deutschland. Quelle: s. Linkverzeichnis [38] in Kap. 13.

	Frauen	Männer	Differenz
1990/92	27 %	40 %	−13 %
2009	6 %	11 %	−5 %

Die tabellarisch dargestellten Werte zeigen, dass die Lebenserwartung bei Geburt ebenso wie die weitere Lebenserwartung mit 65 Jahren in Deutschland seit der Verabschiedung von **Gesundheit 21** im Jahr 1998 angestiegen ist. Dabei hat sich der deutliche Unterschied der Lebenserwartung zwischen Männern und Frauen etwas reduziert. Männer haben also im Verhältnis zu Frauen aufgeholt. Trotzdem besteht weiterhin ein Unterschied zwischen den Geschlechtern bei der Lebenserwartung bei Geburt von 5,0 Jahren, bei der weiteren Lebenserwartung mit 65 Jahren von 3,2 Jahren zugunsten des weiblichen Geschlechts. Deutlich geschrumpft ist der Unterschied bei der Lebenserwartung zwischen den Menschen in West- und Ostdeutschland. Frauen haben in Ostdeutschland mittlerweile die gleiche Lebenserwartung wie in Westdeutschland. Auch bei Männern haben sich die nach der Wiedervereinigung bestehenden deutlichen Unterschiede zwischen Ost und West zwar verringert, sie sind jedoch noch weiterhin erkennbar. (Zu den Gründen hierfür gehören Unterschiede im gesundheitsbezogenen Lebensstil. Bei Männern in Ostdeutschland findet sich z. B. häufiger ein problematisches Alkoholkonsumverhalten als im Westen.)

Trotz des Anstiegs der Lebenserwartung und der Annäherung der Lebenserwartung bei beiden Geschlechtern hat sich in der gleichen Zeit die Situation beim Risikofaktor Übergewicht nicht verbessert, sondern tendenziell sogar verschlechtert. Insbesondere die Zahl der übergewichtigen und adipösen Menschen (Adipositas = krankhaftes Übergewicht; BMI ≥ 30 mg/m²) hat zugenommen. Besonders stark stieg die Zahl der Menschen mit krankhaftem Übergewicht an. Obwohl insgesamt deutlich weniger Frauen als Männer übergewichtig und adipös sind (BMI > 25 kg/m²), lag der Anteil der Menschen mit krankhaftem Übergewicht im Jahr 2011 bei den Frauen (23,9 %) sogar noch etwas über dem Anteil bei den Männern (23,3 %). Nicht in der Tabelle zu sehen ist, dass es einen deutlichen Zusammenhang zwischen Adipositas und sozioökonomischem Status gibt.

Unter den Personen mit niedrigem sozioökonomischem Status ist der Anteil an adipösen Menschen in allen Altersgruppen deutlich höher als unter den Personen mit hohem sozioökonomischem Status.

Der Tabelle ist ebenfalls nicht zu entnehmen, dass gleichzeitig auch die Zahl der Diabetiker deutlich zugenommen hat. Auch hier sind Personen mit niedrigem sozioökonomischem Status wesentlich häufiger betroffen als Personen mit hohem sozioökonomischem Status.

Beim Risikofaktor Rauchen zeigt sich dagegen sowohl bei Männern als auch bei Frauen ein deutlicher Rückgang im Hinblick auf den Anteil der starken Raucher, wobei es weiterhin mehr starke Raucher unter den Männern als unter den Frauen gibt.

Von HIV-Infektionen sind deutlich mehr Männer als Frauen betroffen. 2014 wurden 84% der Neuinfektionen bei Männern diagnostiziert. Dass hier die sexuelle Orientierung eine große Rolle spielt, zeigen folgende Zahlen: 64,5% der HIV-infizierten sind Männer, die Sex mit Männern haben, und nur 12,6% sind Heterosexuelle. Zwischen 2003 und 2013 nahm die Zahl der HIV-Infizierten in Deutschland nach einer längeren konstanten Phase von 1.977 auf 3.263 zu.

Fazit: Aus den Zahlen lässt sich nicht eindeutig feststellen, dass das Rahmenkonzept **Gesundheit 21** bislang einen direkten Einfluss im Hinblick auf die gesundheitliche Chancengleichheit in Deutschland hatte. Es gibt Bereiche, bei denen sich die gesundheitliche Ungleichheit verringert hat (Beispiel: Lebenserwartung Frauen/Männer, Lebenserwartung West/Ost). In anderen Bereichen scheint es so zu sein, dass die gesundheitliche Ungleichheit kaum abgenommen hat, in einigen Bereichen hat sie sogar zugenommen (Beispiel: Adipositas in Abhängigkeit vom sozioökonomischen Status). Ob die positiven Änderungen jeweils ursächlich auf **Gesundheit 21** zurückgeführt werden können, lässt sich also so nicht nachweisen. Hierzu wäre es u.a. nötig, die verschiedenen Gesundheitsfaktoren, Erkrankungen oder Risikofaktoren mit allen in Deutschland in dieser Hinsicht durchgeführten gesundheitsfördernden und präventiven Maßnahmen sowie allen anderen möglichen Einflussfaktoren einzeln zu betrachten.

10.6.2 Antwort zu Aufgabe 6 b

Aufgabe 6 b

Gibt es in Ihrem eigenen beruflichen/studentischen Tätigkeitsfeld Ansätze, die Sie auf **Gesundheit 21** zurückführen?

Da hier wieder nur Beispiele genannt werden können, soll auf eine Internetseite des deutschen Bundesministeriums für Gesundheit zurückgegriffen werden, die sich bis 2016 mit dem Thema „Prävention" und dort speziell mit der Betrieblichen Gesundheitsförderung bzw. dem Betrieblichen Gesundheitsmanagement beschäftigte. Auf der Seite „Best Practice Baden-Württemberg" fand sich das folgende Beispiel für ein nach Ansicht des Ministeriums vorbildliches **Betriebliches Gesundheitsmanagement** (s. auch Linkverzeichnis [39] in Kap. 13):

Betriebliches Gesundheitsmanagement bei Mitarbeitern der Behindertenhilfe – Diakonie Stetten e.V. und DAK – Unternehmen Leben

Unternehmen: Diakonie Stetten e.V., Bereich Wohnen und Fördern
Beschäftigte: 1.400
Zielgruppe: Mitarbeiter des Unternehmensbereiches Wohnen und Fördern auf allen Hierarchie-Ebenen
Laufzeit: ab 01.01.2009

In Abstimmung mit den Verantwortlichen im Unternehmen wurden folgende Maßnahmen durchgeführt:

- Analyse der Arbeitsunfähigkeitsdaten
- Analyse der Belastung am Arbeitsplatz durch Befragung der Mitarbeiter
- Orientierungsworkshop mit Regionalleitern und Geschäftsführung
- Workshops für Führungskräfte „Gesundheitsmanagement als Führungsaufgabe"
- Open-Space-Veranstaltung mit Fachbereichsleitern und Verbundleitern
- Durchführung von Gesundheitszirkeln
- Maßnahmen zur Reduktion der körperlichen Belastung
- Verbesserung von Organisationsstrukturen und Arbeitsabläufen
- Implementierung eines Arbeitskreises Gesundheit
- Erweiterung des internen Fortbildungsprogramms
- Implementierung im gesamten Unternehmensbereich nach Abschluss der Pilotprojekte
- Verbesserung der Lebensqualität der Betreuten

Welche der genannten Maßnahmen lassen sich nun auf das Rahmenkonzept **Gesundheit 21** zurückführen (s. Tabelle 10-9)?

Tabelle 10-9: Auf das Rahmenkonzept **„Gesundheit 21"** zurückzuführende Maßnahmen des Beispiels „Diakonie Stetten".

	Maßnahme	Gesundheitsziel
1.	Es handelt sich bei der Diakonie Stetten e.V. um ein betriebliches Setting	*Gesundheitsziel 13:* Settings zur Förderung der Gesundheit
2.	Das Unternehmen bezieht alle Ebenen (Geschäftsführung, Regionalleiter, Fachbereichsleiter, Verbundleiter und andere Führungskräfte sowie – über die Befragung und über die Gesundheitszirkel – auch alle anderen Beschäftigten der Diakonie Stetten e.V.) in die Planungen und die Umsetzung (Implementierung) der geplanten Maßnahmen mit ein	Umsetzung von *Partizipation* und *Gesundheitsziel 14:* Multisektorale Verantwortung für die Gesundheit
3.	Durchführung von Gesundheitszirkeln, Implementierung des Arbeitskreises Gesundheit	Umsetzung von *Kooperation*
4.	Verbesserung von Organisationsstrukturen und Arbeitsabläufen	*Gesundheitsziel 6:* Verbesserung der psychischen Gesundheit

	Maßnahme	Gesundheitsziel
5.	Maßnahmen zur Reduktion der körperlichen Belastung	*Gesundheitsziel 8:* Verringerung nicht übertragbarer Krankheiten und *Gesundheitsziel 9:* Verringerung der auf (Gewaltwirkung und) Unfälle zurückzuführenden Verletzungen
6.	Erweiterung des internen Fortbildungsprogramms	*Gesundheitsziel 18:* Qualifizierung von Fachkräften für gesundheitliche Aufgaben
7.	Verbesserung der Lebensqualität der Betreuten	*Gesundheitsziel 2:* Gesundheitliche Chancengleichheit

10.7 Antwort zu Aufgabe 7

10.7.1 Antwort zu Aufgabe 7 a

Aufgabe 7 a

Finden Sie noch jeweils ein Beispiel zur Primär-, Sekundär- und Tertiärprävention, deren Maßnahmen sich insbesondere an Kinder/Jugendliche und an ältere Menschen richten.

Präventive Maßnahmen, die sich speziell an Kinder/Jugendliche richten:

- **Primärprävention:** Papilio – ein Programm im Kindergarten zur Primärprävention von Verhaltensproblemen und zur Förderung sozial-emotionaler Kompetenz (s. Linkverzeichnis [40] in Kap. 13).
- **Sekundärprävention:** Dortmunder Entwicklungsscreening für den Kindergarten zur Früherkennung von Entwicklungsgefährdungen bei 3- bis 6-jährigen Kindern (s. Linkverzeichnis [41] in Kap. 13).
- **Tertiärprävention:** Tertiäre Prävention (individuelle Rehabilitation) im Rahmen von Gruppenschulungen bei Adipositas, Epilepsie und Diabetes bei Kindern und Jugendlichen (s. Linkverzeichnis [42] in Kap. 13).

Präventive Maßnahmen, die sich speziell an ältere Menschen richten:

- **Primärprävention:** Impfung gegen Virusgrippe (Influenza) und gegen Pneumokokken (s. Linkverzeichnis [43] in Kap. 13).
- **Sekundärprävention:** Körperliches Training als Maßnahme der Sekundärprävention nach einem Herzinfarkt (Myokardinfarkt) (s. Linkverzeichnis [44] in Kap. 13).
- **Tertiärprävention:** Geriatrische Rehabilitation bei multimorbiden älteren Menschen (= Menschen, die gleichzeitig an mehreren, meist chronischen Erkrankungen leiden) (s. Linkverzeichnis [45] in Kap. 13). Ziel ist die Wiederherstellung der individuellen Selbstständigkeit und die Vermeidung von Pflegebedürftigkeit nach einer schweren Erkrankung.

10.7.2 Antwort zu Aufgabe 7 b

Aufgabe 7 b

Nennen Sie jeweils ein Beispiel zur Primär-, Sekundär- und Tertiärprävention, die Sie für Ihren Betrieb/Ihre Institution/Ihre Hochschule im Rahmen eines Projekts der *Betrieblichen Gesundheitsförderung* planen?

Beispiele für **primärpräventive Maßnahmen** zur Verhütung der Ausbreitung der Virusgrippe (Influenza) und anderer Infektionskrankheiten in einem Betrieb/an einer Hochschule:

- Angebot von jährlichen Grippeimpfungen für Firmenangehörige und ihre Familienmitglieder
- Hygieneschulung (v.a. Händehygiene), richtiges Waschen, Verhalten bei Niesen und Husten
- bei ansteckenden Infektionskrankheiten (in Absprache mit der Firmenleitung) zu Hause bleiben
- Installation von Desinfektionsmittelspendern

Beispiele für **sekundärpräventive Maßnahmen** in einem Betrieb/an einer Hochschule:

- **Biomonitoring** (Bestimmung von Schadstoffen und ihren Stoffwechselprodukten z.B. im Blut oder Urin). Ziel des Biomonitorings ist es, die Belastung und Gesundheitsgefährdung von Beschäftigten zu ermitteln und geeignete Maßnahmen vorzuschlagen, um die Belastung und Gesundheitsgefährdung zu reduzieren. Das Biomonitoring ist dann eine sekundärpräventive Maßnahme, wenn schon erste Folgen aufgrund der Schadstoffbelastung am Arbeitsplatz nachweisbar sind, es jedoch noch nicht zu einer manifesten Erkrankung gekommen ist.
- Maßnahmen der **Arbeitsmedizinischen Vorsorge,** wie sie beispielsweise in der Schweiz durchgeführt werden; hier wird u.a. bei berufslärmexponierten Personen regelmäßig das Hörvermögen überprüft. Auch dies ist dann eine sekundärpräventive Maßnahme, wenn schon erste Folgen aufgrund der Lärmexposition am Arbeitsplatz nachweisbar sind, es jedoch noch nicht zu einer manifesten Erkrankung gekommen ist.

Beispiele für **tertiärpräventive Maßnahmen** in einem Betrieb/an einer Hochschule:

- **Rehabilitationsmaßnahmen** (Reha) bzw. ambulante oder stationäre Anschlussheilbehandlung (AHB) nach einem Arbeitsunfall. Eine AHB kann sich in Deutschland unmittelbar, jedoch spätestens zwei Wochen nach der Entlassung, an eine stationäre Krankenhausbehandlung – die z.B. aufgrund eines (Arbeits-)Unfalls nötig wurde – anschließen.
- **Rehabilitationsmaßnahmen** bei Arbeitnehmern mit einer Berufskrankheit (z.B. bei Krankheiten, die durch chemische oder physische Einwirkungen bzw. durch Infektionen, Parasiten oder Tropenkrankheiten verursacht wurden, bei bestimmten Erkrankungen der Atmungsorgane oder der Haut).

- Tertiärprävention im Sinne einer integrationsorientierten beruflichen Rehabilitation (Berufliche [Wieder-]Eingliederung, *Return-to-Work*) bei Menschen mit chronischen Krankheiten und/oder Behinderung.

10.8 Antwort zu Aufgabe 8

10.8.1 Antwort zu Aufgabe 8 a

Aufgabe 8 a

Finden Sie über das Internet zwei Beispiele, die durch eine Kombination von verhaltens- und verhältnispräventiven Maßnahmen charakterisiert sind. Beschreiben Sie diese Maßnahmen mit eigenen Worten und geben Sie eine kurze Stellungnahme dazu ab.

Internet-Beispiel 1: Übergewicht und Adipositas

Quelle: Fröschl B, Haas S, Wirl C. Prävention von Adipositas bei Kindern und Jugendlichen (Verhalten- und Verhältnisprävention). Schriftenreihe Health Technology Assessment (HTA) in der Bundesrepublik Deutschland. HTA-Bericht 85, ÖBIG Forschungs- und Planungsgesellschaft mbH, Wien, Österreich; 1. Aufl. 2009: 22ff; s. Linkverzeichnis [46] in Kap. 13.

Ansatzpunkte der Prävention von Übergewicht und Adipositas sind hiernach erstens das Individuum, d. h. der einzelne Mensch **(Verhaltensprävention)**, zweitens aber auch die Umgebung, in denen das Individuum lebt **(Verhältnisprävention)**. Zu dieser Umgebung können Strukturen gehören, die den Kommunen, der Region oder dem Land bzw. Staat zugeordnet werden können, es können aber auch internationale Strukturen sein. Die Ansatzpunkte für Prävention können darüber hinaus in den verschiedensten Bereichen wie Erziehung, Sport, Ernährung, Verbraucherschutz, Gesundheit, Unterhaltung, Marktwirtschaft, Transport und Verkehr, Umwelt und Medien etc. angesiedelt sein.

Nach dem hier zitierten Grünbuch zum Thema „Förderung gesunder Ernährung und körperlicher Bewegung“ (s. Linkverzeichnis [47] in Kap. 13) gibt es v. a. folgende Ansatzpunkte zur Verhältnis- und Verhaltensprävention von Übergewicht und Adipositas:

- Verbraucherinformation und Werbung: keine irreführende Werbung; dabei v. a. Schutz von Kindern
- Verbraucheraufklärung: v. a. Informationen zum Zusammenhang zwischen Ernährung und Gesundheit, zum Zusammenhang zwischen Energieaufnahme und Energieverbrauch, zur richtigen Ernährungsweise zur Vermeidung chronischer Krankheiten, zur Wahl gesunder Nahrungsmittel
- Schulung von Gesundheitsfachkräften: sie sollen Wissen an Patienten und Interessenten weitergeben
- Politik (z. B. im Bereich Verkehrs- und Stadtplanung): gutes Rad- und Fußwegenetz, damit sich die Einwohner mehr bewegen

- Beratung und Aufklärung der Eltern und Familien hinsichtlich einer gesunden Ernährung (ggf. Ernährungsumstellung) und hinsichtlich der Bedeutung von regelmäßiger Bewegung v. a. im Kindes- und Jugendalter
- Gründung von Beratungsstellen auf kommunaler, regionaler oder nationaler Ebene

Nicht konkret angesprochen werden darüber hinaus folgende Ansatzpunkte:
- gesunde Ernährung und ggf. Ernährungsumstellung in den Mensen/Kantinen der Bildungs- und Betreuungseinrichtungen für Kinder und Jugendliche
- Bewegungsprogramme in den Einrichtungen, in den Gemeinden, in den Vereinen etc.
- keine Kioske und Nahrungsmittelautomaten in den Bildungs- und Betreuungseinrichtungen für Kinder und Jugendliche, die überwiegend Süßigkeiten, Knabbereien, Süßgetränke und Fastfood anbieten; dies gilt auch für die unmittelbare Umgebung der Einrichtungen (Politik)
- mehr Bewegungsmöglichkeiten für Kinder und Jugendliche während ihrer Betreuungs- bzw. Unterrichtszeiten; Bewegungsangebote auf den Schulhöfen; Anschluss der Bildungs- und Betreuungseinrichtungen an das Fuß- und Radwegenetz (Politik); sichere, trockene Unterstände für Fahrräder an den Schulen etc.

Internet-Beispiel 2: Nikotinprävention

Quelle: Hessisches Kultusministerium. Möglichkeiten der schulischen Nikotinprävention; s. Linkverzeichnis [48] in Kap. 13.
Auch das Beispiel zur Nikotinprävention zeigt verschiedene Ansatzpunkte im verhaltens- und verhältnispräventiven Bereich. Hierzu gehören z. B.:
- Eltern zu einem rauchfreien Elternhaus motivieren
- Lebenskompetenz der Kinder und Jugendlichen fördern (zur Vorbeugung des Nikotinkonsums und auch bezogen auf andere Suchtformen)
- Vorbilder sein (rauchfreie Gleichaltrige und Erwachsene in der Umgebung des Kindes/des Jugendlichen)
- mit klaren Regeln die Verfügbarkeit einschränken, d. h. durch das Fehlen von Möglichkeiten das Rauchen verhindern: z. B. durch Schulgesetz, Jugendschutzgesetz, Nichtraucherschutzgesetz, Selbstverpflichtung der Tabakindustrie, dass keine Zigarettenautomaten in der Nähe von Schulen aufgestellt werden sollen etc.
- Regelverstöße ahnden
- Alternativen vermitteln: Wohlfühltechniken unterrichten, Sport und Musik stärken etc.
- Hilfen zum Ausstieg und Raucherentwöhnungskurse anbieten
- Nichtraucherwettbewerbe durchführen
- Selbsthilfeangebote und Unterstützung für aufhörwillige Jugendliche im Internet aufbauen

Beide Beispiele führen deutlich mehr verhältnispräventive als verhaltenspräventive Maßnahmen an. In der Praxis sieht es leider v. a. in Deutschland noch immer umgekehrt aus. Es werden wesentlich mehr Maßnahmen der Verhaltensprävention angeboten und durchgeführt als Maßnahmen der Verhältnisprävention. Die Gründe hierfür liegen insbesondere in der Struktur des Gesundheitssystems. Bislang ist die Übernahme der Kosten von verhaltenspräventiven Maßnahmen durch die Krankenkassen wesentlich einfacher zu erreichen als dies bei Maßnahmen der Verhältnisprävention der Fall ist. Außerdem werden viele Maßnahmen der Verhältnisprävention oft gar nicht als gesundheitsfördernde bzw. krankheitspräventive Maßnahmen angesehen, da sie in ganz anderen Bereichen (z.B. Erziehung, Sport, Ernährung, Verbraucherschutz, Umwelt, Verkehr etc.) angesiedelt sind. Meist dienen Maßnahmen der Verhältnisprävention auch nicht ausschließlich der Gesundheitsförderung bzw. der Krankheitsprävention, sodass hier die Kostenübernahme wieder zum Streitpunkt werden kann.

10.8.2 Antwort zu Aufgabe 8 b

Aufgabe 8 b

Welche Maßnahmen der Verhaltens- und der Verhältnisprävention können Sie für Ihren Betrieb/Ihre Institution/Ihre Hochschule im Rahmen eines Projekts der *Betrieblichen Gesundheitsförderung* sinnvoll miteinander kombinieren? (2 Beispiele)

Beispiel 1 – Stressprävention im Bereich der Betrieblichen Gesundheitsförderung

Maßnahmen der **Verhaltensprävention,** z.B.:

- Entwicklung sozialkommunikativer Kompetenzen: z.B. Grenzen setzen, „Nein" sagen lernen, Unterstützung suchen, sich ein (berufliches und/oder privates) Netzwerk aufbauen, Mitmenschen auch etwas Positives sagen können, Mitmenschen verstehen lernen
- Selbstmanagement: Verbessern der persönlichen Arbeitsorganisation, z.B. durch eine klare Festlegung von Prioritäten, durch eine realistische Zeitplanung, durch die Delegation von Aufgaben an andere
- Entwicklung von Problemlösekompetenzen
- Erweiterung der fachlichen Kompetenzen: z.B. durch Information, Fortbildung, durch kollegialen oder privaten Austausch

Maßnahmen der **Verhältnisprävention,** z.B.:

- genügend Personal, um die geforderten Aufgaben in einer angemessenen Weise gut durchführen zu können
- organisatorische Verbesserungen: z.B. bessere Aufgabenverteilung, Abläufe besser planen, Ablagesystem einführen etc.
- Verbesserung des Arbeitszeitmanagements: z.B. gesundheitsfördernde Arbeitszeitmodelle, Arbeitszeitkonten, genügend oft und genügend lange Pausen bei sinnvoller Pausengestaltung, Begrenzung der Schichtarbeit, gesundheitsschonender Schichtrhythmus etc.
- bessere Kommunikationsstrukturen im Unternehmen
- klare Zuständigkeiten im Unternehmen
- Reduzierung von Termin- und Zeitdruck
- Verbesserung der Führungsstrukturen

Beispiel 2 – Mehr Bewegung als Maßnahme der Betrieblichen Gesundheitsförderung

Maßnahmen der **Verhaltensprävention,** z. B.:

- Teilnahme an Kursen zum Thema „Bewegung und Gesundheit"
- Schulung zur Integration von mehr (Alltags-)Bewegung in den Arbeits- und Tagesablauf (u. a. auch Nutzung von Treppen anstatt Aufzügen etc.)
- Teilnahme an Fitnesskursen
- Teilnahme am Betriebssport (Fußball, Volleyball, Schwimmen, Tanzen, Kegeln etc.)
- Teilnahme an gemeinsamen Wanderwochenenden
- Teilnahme an Gymnastikkursen
- Nutzung des Fahrrades oder der öffentlichen Verkehrsmittel für den Weg zur Arbeitsstätte und zurück

Maßnahmen der **Verhältnisprävention,** z. B.:

- Angebot von Kursen zum Thema „Bewegung und Gesundheit"
- Planung von Maßnahmen zur Integration von mehr (Alltags-)Bewegung in den Arbeits- und Tagesablauf
- Angebot von Fitnesskursen, Betriebssport, Gymnastikkursen
- regelmäßige Planung von gemeinsamen Wanderwochenenden
- gute Anbindung des Betriebs an Fußgänger- und Fahrradwegenetz sowie an öffentliche Verkehrsmittel
- Nutzungsangebote für Grünflächen, nahegelegene Parks und Wälder an die Beschäftigten, um sie zu mehr Bewegung anzuregen (Spazierengehen, Wandern, Nordic Walking, Jogging etc.)
- Angebot von Räumlichkeiten und Geräten, um die Beschäftigten zu mehr Bewegung anzuregen (Tischtennis, Fitnessgeräte, Bälle etc.)
- Fitness-Spielplatz für Erwachsene auf dem Firmengelände

10.9 Antwort zu Aufgabe 9

10.9.1 Antwort zu Aufgabe 9 a

Aufgabe 9 a

Worin unterscheiden sich bevölkerungsbezogener Ansatz und (Hoch-)Risikogruppen-Ansatz im Bereich der Prävention?

Bei einem bevölkerungsbezogenen Ansatz *(Population Approach)* richten sich Präventionsmaßnahmen auf die gesamte Bevölkerung eines bestimmten Gebietes. Dagegen umfasst die Zielgruppe bei einem (Hoch-)Risikogruppen-Ansatz *(High Risk Approach)* nur den in der Regel wesentlich kleineren Anteil einer Bevölkerung, der ein höheres oder hohes Risiko hat, an einer bestimmten Krankheit zu erkranken.

Beim **bevölkerungsbezogenen Ansatz** müssen sich also sehr viele Menschen einer Präventionsmaßnahme unterziehen. Damit ist die Chance recht groß, dass möglichst viele Betroffene mit einem mäßig oder stark erhöhten Risiko von der Präventionsmaßnahme profitieren können. Andererseits profitieren dagegen all die Menschen gar nicht oder kaum, die nur ein geringes Risiko haben, an der Krankheit zu erkranken. In der Regel ist diese Gruppe deutlich größer als die Gruppe mit mäßigem oder stark erhöhtem Risiko. Falls die Präventionsmaßnahme auch negative Folgen haben kann (wie dies z. B. in Form von Überdiagnosen beim **Mammografie-Screening** durchaus möglich ist), profitieren sie nicht nur nicht von der Maßnahme, sondern können sogar einen Schaden erleiden.

Beim **(Hoch-)Risikogruppenansatz** ist die Zielgruppe wesentlich kleiner. Es werden möglichst all diejenigen angesprochen, bei denen ein höheres bzw. hohes Risiko, an der bestimmten Krankheit zu erkranken, bekannt ist. Der individuelle Gesundheitsgewinn ist bei diesen Menschen im Durchschnitt wesentlich höher, da sie ja alle betroffen sind. Sie können frühzeitiger behandelt werden und dadurch im günstigsten Fall persönlich von der Präventionsmaßnahme profitieren. Nicht angesprochen werden allerdings all diejenigen, bei denen (noch) nicht bekannt ist, dass sie ein höheres Risiko für diese Erkrankung haben. Sie können dementsprechend auch nicht von der Präventionsmaßnahme profitieren.

Für die gesamte Bevölkerung ist der bevölkerungsbezogene Ansatz in der Regel der lohnendere, da hierdurch die meisten Menschen von einer bestimmten Präventionsmaßnahme profitieren können. Allerdings muss berücksichtigt werden, dass die nicht profitierenden Menschen ggf. auch Schaden durch die Maßnahme erleiden können. Für die einzelnen Menschen ist der (Hoch-)Risikogruppenansatz der lohnendere, da die Chance sehr groß ist, dass sie persönlich von der Präventionsmaßnahme profitieren. Die WHO empfiehlt daher eine „richtige Balance" zwischen beiden Ansätzen.

10.9.2 Antwort zu Aufgabe 9 b

Aufgabe 9 b

Beziehen Sie die beiden Ansätze auf die Situation in Ihrem Betrieb/Ihrer Institution/Ihrer Hochschule und beschreiben Sie jeweils eine Maßnahme, die sich auf die ganze Betriebs- bzw. Hochschulpopulation (= die ganze Belegschaft/alle Hochschulangehörigen) bzw. nur auf eine bestimmte Risikogruppe bezieht.

Beispiel für einen **betriebsbezogenen Ansatz** (= bevölkerungsbezogenen Ansatz) einer Präventionsmaßnahme: Aufstellung und konsequente Umsetzung von betrieblichen Regeln zum Umgang mit Alkohol während der Arbeitszeit und bei Betriebsfesten (Regeln gelten für alle Betriebsangehörige).

Beispiel für einen **(Hoch-)Risikogruppenansatz** einer Präventionsmaßnahme im Betrieb: Spezielle Bewegungsangebote für die Beschäftigtengruppe mit einem erhöhten Risiko für Herz-Kreislauf-Erkrankungen (= Beschäftigte mit erhöhtem Körpergewicht, erhöhtem BMI, Bluthochdruck, erhöhten Blutfettwerten, erhöhtem Blutzuckerwert).

10.10 Antwort zu Aufgabe 10

10.10.1 Antwort zu Aufgabe 10 a

Aufgabe 10 a

Beziehen Sie die in diesem Kapitel erarbeiteten Inhalte der Begriffe „Gesundheitsförderung", „Empowerment", „Partizipation" und „Setting" auf die Ziele und Inhalte von **„Gesundheit 21"**. Wo und in welchem Zusammenhang finden Sie die Begriffe dort?

„Gesundheitsförderung" im Rahmenkonzept Gesundheit 21

Das Rahmenkonzept **Gesundheit 21** basiert auf den Erklärungen zur Gesundheitsförderung von Alma Ata (1978), Ottawa (1986) und Adelaide (1988). Gesundheitsförderung ist somit die Basis und gleichzeitig das Ziel von Gesundheit 21. Das **Hauptziel** von Gesundheit 21 ist, die Gesundheit der Bevölkerung während der gesamten Lebensspanne zu fördern und zu schützen. Durch Maßnahmen der **Gesundheitsförderung** soll mehr Gesundheit für die Bevölkerung dadurch erreicht werden, dass gesundheitserhaltende Lebensbedingungen geschaffen und die gesundheitsförderlichen Ressourcen der Menschen gestärkt werden. Die Maßnahmen sollen helfen, die Lebensbedingungen der Menschen so zu gestalten, dass ihnen möglichst viele solcher Ressourcen zur Verfügung stehen.

„Empowerment" im Rahmenkonzept Gesundheit 21

Zwar kommt der Begriff des **Empowerments** im Rahmenkonzept **Gesundheit 21** als solcher nicht vor, die Idee der „Selbstermächtigung" oder „Befähigung" der Menschen, die hinter diesem Begriff steht, wird jedoch an einigen Stellen durchaus sichtbar. So soll die Politik z. B. „danach trachten, die Voraussetzungen für ein stützendes familiäres Umfeld zu schaffen, in dem Kinder erwünscht und **Eltern befähigt sind,** ihre Rolle zu übernehmen. Eltern müssen die Mittel und die **Befähigung haben, ihre Kinder aufzuziehen und für sie in einem sozialen Umfeld zu sorgen,** ..." (Gesundheitsziel 4). Gesundheitskräfte sollen „in ihrer Aus- und Fortbildung nicht allein auf ihre fachliche Arbeit vorbereitet werden, sondern auch imstande sein, in allen Sektoren andere zum Handeln **zu befähigen,** als Mittler und als Fürsprecher der Gesundheit und von bevölkerungsbezogenen Maßnahmen aufzutreten." (Gesundheitsziel 18). Darüber hinaus sollen „alle Bürger über die individuelle und kollektive Bedeutung der Gesundheit" informiert, aufgeklärt und davon überzeugt werden. Ein Schwerpunkt sollte „auf die Befähigung der Bevölkerung zum Handeln" gelegt werden (Gesundheitsziel 21).

„Partizipation" im Rahmenkonzept Gesundheit 21

Partizipation, d.h. die Teilhabe oder Einbeziehung sowohl von einzelnen Menschen wie auch von beteiligten Gruppen, Institutionen und Gemeinschaften in die Planung und Umsetzung von gesundheitsfördernden bzw. krankheitspräventiven Maßnahmen, gehört zu den drei Grundwerten von **Gesundheit 21** (ethische Grundlage). Mit der Partizipation verbunden sind „die für alle geltenden gleichen Rechte, aber auch das Prinzip, dass alle die gleichen Pflichten und Verantwortlichkeiten für die Gesundheit haben" (Weltgesundheitserklärung, Abschnitt I; ist dem Rahmenkonzept Gesundheit 21 vorangestellt).

„Setting" im Rahmenkonzept Gesundheit 21

Gesundheitsziel 13 des Rahmenkonzeptes **Gesundheit 21** ist es, Gesundheit in **Settings** zu fördern. Angesprochen werden dabei verschiedene abgrenzbare Lebenswelten, insbesondere Kommunen (Gemeinden und Städte), Wohnbereiche, Familien, Vorschuleinrichtungen, Schulen, Hochschulen und Arbeitsplätze. Darüber hinaus erwähnt auch Gesundheitsziel 20 den Begriff des Settings („wie z.B. Schule und Arbeitsplatz"), wo gesundheitsfördernde Maßnahmen durchgeführt werden sollen.

10.10.2 Antwort zu Aufgabe 10 b

Aufgabe 10 b

Beschreiben Sie eine gesundheitsfördernde Maßnahme für Ihren Betrieb/Ihre Institution/Ihre Hochschule, die all diese Aspekte mit berücksichtigt.

Beispiel für eine gesundheitsfördernde Maßnahme, die in einem großen Einkaufszentrum durchgeführt werden soll:

Aspekt Gesundheitsförderung

Das Einkaufszentrum X plant die Durchführung gesundheitsfördernder Maßnahmen, um die Arbeitsbedingungen für die dort Beschäftigten zu verbessern, ebenso wie die gesundheitsbezogenen Bedingungen für die hier einkaufenden Kunden. Ziel ist es dabei auch, die gesundheitsfördernden Ressourcen der Menschen zu stärken und dadurch insgesamt mehr Gesundheit zu erreichen.

Aspekt Partizipation

An der Planung und Umsetzung der gesundheitsfördernden Maßnahmen sind neben der Geschäftsleitung und Vertretern des Mutterkonzerns auch alle Beschäftigten (in Form einer Befragung) sowie Vertreter der jeweiligen Abteilungen, der Betriebsarzt und eine Public-Health-Fachkraft beteiligt. Die Vertreter der Abteilungen werden von der jeweiligen Belegschaft einer Abteilung bestimmt. Außer den Beschäftigten in den Abteilungen werden auch Vertreter der Beschäftigten der externen Reinigungsfirma, Vertreter der Beschäftigten der externen Catering-Firma, die für die Essensausgabe in der Kantine zuständig ist, sowie Hausmeister und Wachkräfte eingeladen, bei der Planung und Umsetzung der gesundheitsfördernden Maßnahmen mitzuarbeiten. Weiterhin wird ein Vertreter der regionalen Verbraucherzentrale als Vertreter der Interessen der Kunden mit hinzugebeten. Werden im Verlauf der Planung und Umsetzung der Maßnahmen Aspekte wichtig, die außerhalb der betrieblichen Einflusssphäre liegen (z.B. wenn die Interessen der Kommune mit betroffen sind), können zusätzlich noch andere

Interessenvertreter hinzugezogen werden. Um all dies durchzuführen, wird ein **Gesundheitszirkel** ins Leben gerufen.

Aspekt Setting

Zentrale Einheit für die Planung und Umsetzung der gesundheitsfördernden Maßnahmen ist als abgrenzbare Lebenswelt das Setting „Einkaufszentrum", in dem Menschen einerseits arbeiten, andererseits aber auch einkaufen gehen und damit einen Teil ihrer Freizeit verbringen.

Aspekt Empowerment

Dadurch, dass alle Beteiligten in den Prozess der Planung und Umsetzung der gesundheitsfördernden Maßnahmen einbezogen werden, werden sie auch dazu angeregt und befähigt, über ihre Probleme, Bedürfnisse und Ressourcen in gesundheitlicher Hinsicht nachzudenken. Sie werden dadurch in die Lage versetzt, sich Informationsquellen zu erschließen, Handlungsspielräume zu erkennen bzw. zu schaffen, Ziele festzulegen, Lösungen zu finden und Einfluss zu nehmen. Dabei soll nicht vorrangig danach geschaut werden, wo Defizite und Mängel vorhanden sind, sondern welche Ressourcen da sind, die es zu stärken gilt.

Die Beteiligten des **Gesundheitszirkels** legen nun als vorrangige gesundheitsfördernde Maßnahme fest, dass die Räumlichkeiten im Einkaufszentrum gesundheitsfördernd gestaltet werden sollen. Hierzu könnten u. a. folgende Maßnahmen gehören:

- ansprechende, saubere Pausen- und Rückzugsräume für Personal sowie Begegnungsräume für Kunden (ruhig, hell, freundlich, mit Tageslicht, Grünpflanzen, mit bequemen Sitz-/Liegemöglichkeiten, Möglichkeit zum Tee-/Kaffeekochen, Mikrowelle etc.)
- ansprechende, saubere Hygieneräume für Personal und Kunden (auch behindertengerecht und für Familien mit Kleinkindern)
- überall gutes Raumklima (nicht zu kalt oder zu warm, nicht zu hohe Luftfeuchtigkeit)
- keine Zugluft (auch nicht auf den Gängen und im Lager)
- Grünpflanzen und/oder Blick nach draußen in die grüne Natur
- Tageslicht oder tageslicht-ähnliches Licht in allen Räumen
- rutschhemmende, möglichst schadstofffreie, allergenarme Fußbodenbeläge
- emissionsarme, allergenarme Wandfarben, die auch beruhigend, ausgleichend wirken (z. B. Braun- und Grüntöne)
- feuchtigkeitsregulierende, atmungsaktive Wände
- Verwendung von lärmvermeidenden Materialien
- Überprüfung, ob die Grenzwerte für hoch- und niederfrequente elektromagnetische Felder eingehalten werden (die z. B. durch den Gebrauch von elektrischen Geräten, Handys etc. entstehen); ggf. müssen Maßnahmen zum Schutz vor „Elektrosmog" eingeleitet werden
- Waren werden so angeordnet, dass sie problemlos von den Kunden erreicht werden können
- Angebot von Hilfsmittels für Kunden mit Behinderung (z. B. Leselupen, Greifhilfen, Orientierungshilfen, Leitsysteme)

- Bereitstellung von Hilfsmitteln zur Unterstützung der Mitarbeiter beim Transport und beim Einräumen der Waren in die Regale (gesundheitsgerechte Transportwagen, Leitern, Tritte etc.).
- Einhaltung von speziellen Arbeitssicherheitsrichtlinien für Kühlräume
- Regalflächen, die direkt mit Lebensmitteln in Berührung kommen, müssen leicht zu reinigen sein

Die Mitglieder des Gesundheitszirkels beraten nun, welchen dieser Maßnahmen Priorität eingeräumt werden soll. Im Vordergrund stehen bei dieser Entscheidungsfindung in der Regel die beiden folgenden Fragen:
- Welche der Maßnahmen sind dem Betrieb/den Mitarbeitern besonders wichtig?
- Welche Maßnahmen haben ein ausgesprochen positives Kosten/Nutzen-Verhältnis?

10.11 Antwort zu Aufgabe 11

10.11.1 Antwort zu Aufgabe 11 a

Aufgabe 11 a

Schildern Sie jeweils ein Beispiel für gesundheitliche Ungleichheit aufgrund von:
- Einkommen/sozialer Herkunft
- Migration
- Alter
- Geschlecht
- Krankheit
- Behinderung

Kennen Sie noch andere Ursachen für gesundheitliche Ungleichheit?

Gesundheitliche Ungleichheit aufgrund Einkommen/sozialer Herkunft

Es gibt u.a. in Deutschland einen deutlichen Zusammenhang zwischen Adipositas und sozioökonomischem Status. Unter den Personen mit niedrigem sozioökonomischem Status ist der Anteil an adipösen Menschen in allen Altersgruppen deutlich höher als unter den Personen mit hohem sozioökonomischem Status. Da diese gesundheitliche Ungleichheit nicht gewollt und vermeidbar ist, handelt es sich um eine gesundheitliche Ungerechtigkeit.

Gesundheitliche Ungleichheit aufgrund von Migration

Bei Menschen mit ausländischer Staatsbürgerschaft wird z.B. in Deutschland wesentlich häufiger eine Tuberkulose diagnostiziert als bei Menschen mit deutschem Pass. Dies gilt ebenso für Menschen mit ausländischem Geburtsort im Vergleich zu Menschen, die in Deutschland geboren wurden. Diese gesundheitliche Ungleichheit ist von Deutschland aus nur sehr schwer zu beeinflussen (es müsste hierzu das Tuberkulose-Vorkommen in den oftmals instabilen Heimatländern der Migranten reduziert werden). Somit lässt sich darüber streiten, ob es sich aus deutscher Sicht um eine vermeidbare gesundheitliche Ungerechtigkeit handelt. Eine vermeidbare gesundheitliche Ungerechtigkeit wäre es jedoch dann, wenn die von Tuberkulose betroffenen Migranten in Deutschland häufiger an ihrer Erkrankung sterben würden als tuberkulosekranke Menschen, die in Deutschland geboren wurden. Hierfür gibt es jedoch keine Anhaltspunkte.

Gesundheitliche Ungleichheit aufgrund von Alter

Ältere Menschen leiden häufiger an chronischen Krankheiten (wie z. B. Herz-Kreislauf-Erkrankungen, Arthrose oder Alzheimer-Demenz) als jüngere Menschen. Andererseits kommen z. B. embryonale Tumoren v. a. im Kindes- und Jugendalter vor. In beiden Fällen ist das jeweilige Alter ein Risikofaktor, der sich jedoch nicht beeinflussen lässt. Es handelt sich also nicht um eine gesundheitliche Ungerechtigkeit.

Gesundheitliche Ungleichheit aufgrund von Geschlecht

Frauen leiden z. B. dreimal häufiger unter rheumatoider Arthritis als Männer. Bei ihnen treten die ersten Beschwerden darüber hinaus durchschnittlich zehn Jahre früher auf. Magersucht (Anorexia nervosa) und Osteoporose sind ebenfalls Erkrankungen, die deutlich häufiger bei Frauen als bei Männern vorkommen. Die Gicht tritt jedoch öfter bei Männern als bei Frauen auf. Bei Männern kommt es auch häufiger zu einem problematischen Alkoholkonsum. Männer sterben öfter durch Selbstmord, Unfälle oder Gewalttaten. Dies sind nur einige Beispiele für gesundheitliche Ungleichheit aufgrund des Geschlechts. Vermeidbar ist gesundheitliche Ungleichheit aufgrund des Geschlechts dann, wenn sie die psychologische, soziale und/oder kulturelle Dimension des Geschlechts (den Gender-Aspekt) betrifft. So ist der problematische Alkoholkonsum bei Männern zumindest zum Teil auch auf die männliche Geschlechterrolle und auf die damit verbundenen Erwartungen zurückzuführen, denen sich Männer ausgesetzt sehen. Würde man diese Rollenerwartungen ändern, hätte das möglicherweise einen positiven Einfluss auf die Häufigkeit des problematischen Alkoholkonsums bei Männern.

Gesundheitliche Ungleichheit aufgrund von Krankheit

Bestimmte chronische Krankheiten, wie z. B. die Arthrose, können dazu führen, dass die betroffenen Menschen in ihren Bewegungsmöglichkeiten eingeschränkt sind. Wenig Bewegung/sportliche Betätigung kann sich wiederum negativ auf das Körpergewicht, auf das Herz-Kreislauf-System etc. auswirken, sodass es zur Entwicklung weiterer chronischer Erkrankungen kommen kann. In der Schweiz leiden beispielsweise 22 % der in Privathaushalten lebenden Bevölkerung ab 50 Jahre an mehreren chronischen Krankheiten gleichzeitig. In Deutschland geben sogar 46 % der 58- bis 63-Jährigen an, an zwei bis vier Erkrankungen zu leiden, 7 % leiden an mehr als fünf Krankheiten. Diese Entwicklung ist zum Teil vermeidbar, z. B. durch das Angebot von speziellen Bewegungskursen für Menschen mit chronischen Krankheiten (Bewegungsgruppen für Menschen nach Herzinfarkt oder Schlaganfall, für Menschen mit Herzinsuffizienz, Arthrose etc.). Es handelt sich hier also zumindest teilweise um eine gesundheitliche Ungerechtigkeit.

Gesundheitliche Ungleichheit aufgrund von Behinderung

Obwohl behinderte Menschen nach der UN-Behindertenrechtskonvention das Recht auf die gleiche Gesundheitsversorgung wie nicht behinderte Menschen haben, gibt es z.B. in Deutschland noch immer große Mängel im Umgang mit behinderten Patienten im Krankenhaus. Bemängelt wird u.a. die mangelhafte Grundpflege, die fehlende Unterstützung im Alltag, die fehlende Zeit für den behinderten Menschen aufgrund der Krankenhaus-Routine und die mangelnde Kommunikation mit Betreuern und Angehörigen. Alle diese Aspekte können sich direkt oder indirekt negativ auf die gesundheitliche Situation behinderter Menschen auswirken. Es handelt sich hierbei ganz eindeutig um gesundheitliche Ungerechtigkeit.

Siehe dazu:

- Robert Koch-Institut. Sozialer Status und soziale Ungleichheit; s. Linkverzeichnis [49] in Kap. 13
- Robert Koch-Institut. Schwerpunktbericht der Gesundheitsberichterstattung des Bundes. Migration und Gesundheit; s. Linkverzeichnis [50] in Kap. 13
- Habermann-Horstmeier L. Teilhabe braucht Gesundheit – Zwischen Ansprüchen der UN-Behindertenrechtskonvention, Kostendämpfung und Wirklichkeit. Vortrag auf der Tagung „Alle inklusive?! Menschen mit schweren und mehrfachen Behinderungen im Krankenhaus" des Landesverbandes für Menschen mit Körper- und Mehrfachbehinderung Baden-Württemberg e.V. an der Akademie der Diözese Rottenburg-Stuttgart, 07.10.2015; DOI: 10.13140/RG.2.1.3093.8644

Über die genannten Beispiele hinaus kann es gesundheitliche Ungleichheit u.a. auch zwischen verschiedenen ethnischen Bevölkerungsgruppen, verschiedenen regionalen Bevölkerungsgruppen oder zwischen Menschen mit unterschiedlicher sexueller Orientierung geben (s. dazu die Antwort zu Aufgabe 6.1).

10.11.2 Antwort zu Aufgabe 11 b

Aufgabe 11 b

Beschreiben Sie die Maßnahmen, die in Ihrem Betrieb/Ihrer Institution/Ihrer Hochschule durchgeführt werden, um gesundheitliche Ungleichheit einzuschränken.

Beispiele:

Gesundheitliche Ungleichheit aufgrund des Alters

Es werden Maßnahmen des **altersgerechten Betrieblichen Gesundheitsmanagements** durchgeführt, die schon mit dem Eintritt in den Betrieb starten. Diese Maßnahmen berücksichtigen jeweils die Voraussetzungen in den jeweiligen Altersstufen und werden z.B. auch an die sich ändernden körperlichen und geistigen Leistungsvoraussetzungen der Menschen angepasst. Ziel ist es, schon möglichst früh im Lebensverlauf die Entstehung von Krankheiten zu verhindern.

Gesundheitliche Ungleichheit aufgrund des Geschlechts

Sie möchten gesundheitsfördernde Maßnahmen zur Stressreduktion durchführen. Dabei berücksichtigen Sie, dass Frauen viel häufiger als Männer angeben, dass sie sich v.a. durch die hohen Ansprüche an sich selbst gestresst fühlen. Sie bieten also insbesondere für Frauen praxisbezogene Kurse sowie ein individuelles Coaching an, bei denen es ressourcenstärkend um deren Fähigkeiten im Umgang mit Stress, das Akzeptieren von Leistungsgrenzen, die Fähigkeiten des Selbstmanagements, das Durchsetzen von genügend Pausen etc. geht.

Gesundheitliche Ungleichheit aufgrund der Ethnie

Bei einem Aufenthalt in den USA planen Sie eine betriebliche Maßnahme, die dazu dienen soll, die gesundheitliche Ungleichheit zwischen Afroamerikanern und Amerikanern anderer Abstammung zu reduzieren. Afroamerikaner haben ein etwa fünfmal höheres Risiko als der Rest der US-amerikanischen Bevölkerung, dass es bei ihnen zu einer Herz-Kreislauf-Erkrankung kommt. Sie planen daher eine besondere Initiative, bei der Sie diesen Teil der Belegschaft besonders ansprechen und über das hohe Herz-Kreislauf-Risiko von Afroamerikanern aufklären. Anschließend werden Maßnahmen eingeleitet, die sich besonders an diese Risikogruppe richten (z. B. spezielle Ernährungskurse und spezielle Bewegungsangebote, die u. a. auch die Vorlieben und sozialen Bedingungen der ethnischen Gruppe berücksichtigen). Dieses Programm soll nachhaltig sein und in ein Gesamtprogramm des Betrieblichen Gesundheitsmanagements eingebaut werden. Letzteres ist besonders wichtig, da das Programm ja im Hinblick auf die übrige Belegschaft gesundheitliche Ungleichheit vermindern und nicht vergrößern soll.

10.12 Antwort zu Aufgabe 12

Aufgabe 12

Überlegen Sie sich bitte, welche der fünf Verhaltensweisen, die die Morbidität und Mortalität in unserer Gesellschaft am stärksten beeinflussen, Sie persönlich gerne ändern möchten, um gesünder zu werden oder weiterhin gesund zu bleiben.
Beschreiben Sie die Änderung Ihres gesundheitsrelevanten Verhaltens anhand

- des transtheoretischen Modells,
- der Theorie der Schutzmotivation und
- des HAPA-Modells!

Sie sind davon überzeugt, dass die **Art der Ernährung** diejenige Verhaltensweise ist, die die Morbidität und Mortalität in unserer Gesellschaft am stärksten beeinflusst.

10.12.1 Beschreibung der Änderung Ihres gesundheitsrelevanten Verhaltens anhand des transtheoretischen Modells

Im **Stadium der Absichtslosigkeit** haben Sie noch nicht die Absicht, Ihr Essverhalten zu ändern. Sie denken überhaupt nicht darüber nach.

Im Laufe der Zeit wird Ihnen jedoch bewusst, dass Sie in den letzten beiden Jahren kontinuierlich an Gewicht zugenommen haben. Ihre Hosen sind zu eng geworden. Sie mögen sich nicht mehr im Spiegel anschauen. Ihnen wird klar, dass sie immer unregelmäßiger essen, oftmals auch Snacks, Fastfood und Süßigkeiten zwischendurch. Sie beginnen nun darüber nachzudenken, Ihr Essverhalten zu ändern, haben jedoch noch keinen konkreten Entschluss gefasst **(Stadium der Absichtsbildung).**

Nach einigem Überlegen entschließen Sie sich dann, Ihr Essverhalten zu ändern. Sie wollen in Zukunft Ihre Mahlzeiten regelmäßig einnehmen und konsequent auf Snacks, Fastfood und Süßigkeiten zwischendurch verzichten. Weiterhin beschließen Sie, möglichst jeden Tag selbst zu kochen (keine Fertigprodukte), jeden Tag Obst und Gemüse zu essen und zweimal pro Woche auf Fleisch zu verzichten. Damit sind Sie im **Stadium der Vorbereitung** angekommen. In diesem Stadium räumen Sie auch schon Ihre Schränke aus und verbannen alle Snacks und Süßigkeiten daraus. Schließlich verschenken Sie die restlichen Fertigprodukte in Ihrem Gefrierschrank an Ihre (schlanken) Freunde.

Im **Stadium der Umsetzung** bzw. der Handlung kommt es schließlich zur Verhaltensänderung. Sie setzen alle die von Ihnen geplanten Punkte (regelmäßiges Essen, keine Snacks etc., keine Fertigprodukte, selbst kochen, jeden Tag Obst und Gemüse, weniger Fleisch) in die Praxis um.

Das klappt auch etwa vier Wochen recht gut. Sie nehmen in dieser Zeit schon etwa 1 kg an Gewicht ab, ohne dass Sie hungrig sind. Sie bemühen sich, im **Stadium der Aufrechterhaltung** alle Punkte soweit zu verinnerlichen, dass Sie sich ohne größere Probleme daran halten können.

Danach ist Sommer, die Grillzeit startet. Sie sind fast jede Woche bei Freunden zum Grillabend eingeladen. Hier gibt es ein großes Angebot an Fleisch, außerdem noch nebenbei Snacks und Süßigkeiten sowie Alkohol und Süßgetränke. Ihre Freunde drängen Sie immer wieder, doch kein Trauerkloß zu sein und richtig mitzumachen, sodass Sie schließlich nachgeben. Sie haben nun – nach dem **Rückfall** in alte Gewohnheiten – das Gefühl, dass all Ihre Bemühungen der letzten Wochen umsonst waren. Es dauert eine ganze Weile, bis Sie sich wieder entschließen, Ihre ursprünglichen Pläne zum geänderten Essverhalten umzusetzen. Sie starten nun wieder nach jeweils einem kurzen **Stadium der Absichtsbildung** und **der Vorbereitung** im **Stadium der Umsetzung.**

10.12.2 Beschreibung der Änderung Ihres gesundheitsrelevanten Verhaltens anhand der Theorie der Schutzmotivation

Im Internet finden Sie eine Seite des Gesundheitsministeriums zur gesundheitlichen Aufklärung. Dort wird auch vor den Folgen von krankhaftem Übergewicht gewarnt. Unter anderem sehen Sie ein Foto von einem Menschen mit Übergewicht, der an Diabetes mellitus Typ 2 erkrankt ist. Einige seiner Zehen sind aufgrund von Durchblutungsstörungen abgestorben. Ihm muss nun der betroffene Fuß sowie ein Teil des Unterschenkels amputiert werden.

Nach der Theorie der Schutzmotivation führen Sie nun eine **Bedrohungseinschätzung** mit einer **Kosten-Nutzen-Abwägung** durch. Auf der einen Seite überlegen Sie sich, wie schwer sich die Bedrohung „krankhaftes Übergewicht“ auf Ihre Gesundheit auswirken kann **(Kosten).** Sie könnten sich z. B. sagen, dass Sie möglicherweise als Folge des Übergewichts ebenfalls einen Diabetes mellitus Typ 2 entwickeln. Folgekrankheiten könnten hier u.a. Durchblutungsstörungen in den Beinen (drohende Amputation), Erblindung, chronisches Nierenversagen, Schlaganfall etc. sein. Doch auch ohne die Entwicklung eines Diabetes mellitus ist das Risiko für verschiedene Krankheiten wie z.B. Herz-Kreislauf-Erkrankungen, krankhafte Veränderungen der Blutfettwerte, Arthrose und Osteoporose oder bösartige Tumoren im Magen-Darm-Trakt deutlich erhöht. Außerdem ist Ihnen bewusst, dass Sie durch das krankhafte Übergewicht auch zunehmend Probleme im psychosozialen Bereich bekommen können. Stark übergewichtige Menschen haben oft Probleme mit ihrem Selbstwertgefühl. Auch haben sie darüber hinaus nicht selten Schwierigkeiten im Bereich des sozialen Miteinanders (Partnerfindung etc.) und des beruflichen Fortkommen.

Auf der anderen Seite sehen Sie jedoch auch die kurzfristigen Vorteile des Verhaltens **(Nutzen).** Sie essen einfach sehr gerne. Es schmeckt Ihnen gut und bringt Ihnen eine gewisse Befriedigung. Sie fühlen sich beim Essen immer sehr wohl, insbesondere wenn Sie mit anderen Menschen zusammen essen (z.B. bei Feiern, bei Freizeitveranstaltungen, mit der Familie etc.). Auf diese Weise können Sie für eine gewisse Zeit Ihre anderen Probleme vergessen. Außerdem kochen und backen Sie gerne für andere Menschen und sehen dies als einen wichtigen Punkt Ihres sozialen Miteinanders im Familien- und Freundeskreis.

Nun nehmen Sie einen **Bewertungsprozess** vor, mit dessen Hilfe Sie ermitteln können, wie ausgeprägt die Motivation bei Ihnen ist, gesundheitsprotektives Verhalten (hier: die unter Kap. 10.12.1 beschriebene Ernährungsumstellung) zu entwickeln. Schon auf den ersten Blick fällt auf, dass die Zahl der unter „Kosten“ aufgeführten Punkte in diesem Fall die Zahl der unter „Nutzen“ genannten Punkte deutlich übersteigt.

Bewältigungseinschätzung: Auf der Seite des Nutzens schauen Sie nun nach der Handlungswirksamkeit und der Selbstwirksamkeit im Hinblick auf die von Ihnen in Erwägung gezogene Ernährungsumstellung. Ihnen ist aufgrund der Gesundheitsinformationen, die Sie auf der Internetseite gefunden haben, sehr schnell klar geworden, dass Ihr Risiko für die genannten Folgeerkrankungen der Adipositas mit jeder weiteren Gewichtszunahme ansteigt. Es handelt sich um schwere, möglicherweise sogar lebensbedrohende Erkrankungen und Einschränkungen. Nach den von Ihnen gefundenen Informationen könnten Sie dieses Risiko verringern, indem Sie Ihre Ernährung in der von Ihnen geplanten Weise umstellen **(Handlungswirksamkeit).** Nun überlegen Sie, ob Sie es überhaupt schaffen würden, diese Ernährungsumstellung durchzuführen und dann auch beizubehalten **(Selbstwirksamkeit).** Sie sind der Ansicht, dass das mit der Unterstützung Ihrer Familie klappen könnte. Auf der Seite der **Handlungskosten** steht dagegen die Überlegung, dass es für Sie sehr anstrengend sein wird, die geplante Ernährungsumstellung durchzuführen und dann auch noch für längere Zeit beizubehalten. Auch hier wägen Sie wieder beide Seiten gegeneinander ab. Obwohl Sie der Ansicht sind, dass es sehr schwierig für Sie sein wird, die Ernährungsumstellung längerfristig durchzuhalten, überwiegen die negativen Folgen des Übergewichts bei weitem, sodass Sie die Umstellung auf jeden Fall durchführen wollen. Ihnen ist dabei klar, dass die Problematik hier auch darin liegt, dass die unmittelbaren „Handlungskosten“ (Anstrengung, die Umstellung durchzuführen und beizubehalten) immer direkt anfallen, während sich der „Handlungsnutzen“ (gesund bleiben, keinen Diabetes mellitus entwickeln, keine Herz-Kreislauf-Erkrankung bekommen, nicht zu erblinden etc.) erst im Verlauf vieler Monate und Jahre ergibt.

10.12.3 Beschreibung der Änderung Ihres gesundheitsrelevanten Verhaltens anhand des HAPA-Modells

Das HAPA-Modell betrachtet den Vorgang, der zu einer Änderung des Gesundheitsverhaltens führen soll.

Während der **präintentionalen Motivationsphase** nehmen Sie mögliche Gefährdungen im Hinblick auf ihr Essverhalten wahr **(Risikowahrnehmung)**. Ihnen wird also klar, dass Ihr Essverhalten dann, wenn Sie es weiterhin wie bisher beibehalten, auf längere Sicht zu einer deutlichen Erhöhung des Risikos für die Entwicklung eines Diabetes mellitus Typ 2, eines Bluthochdrucks, von anderen Herz-Kreislauf-Erkrankungen, Arthrose etc. (weitere Folgeerkrankungen s. Kap. 10.12.2) führen wird. Sie wissen auch, dass eine Änderung Ihres Essverhaltens Ihre Gewichtszunahme stoppen und damit die möglichen Folgeerkrankungen verhindern kann **(Ergebniserwartung)**. Sie gewinnen nun die Überzeugung, dass Sie in der Lage sein werden, die beabsichtigte Änderung Ihres Essverhaltens erfolgreich durchzuführen **(Selbstwirksamkeit)**. Sie beschließen daher, Ihr Essverhalten zu ändern **(Intention)**.

In der **postintentionalen Volitionsphase** (Willensphase) geht es nun darum, detaillierte Handlungspläne (Was-Wann-Wo-Pläne) im Hinblick auf Ihr neues Essverhalten zu erstellen.

Beispiel-Fragen zur Erstellung detaillierter Handlungspläne:

- Was werde ich tun, wenn ich von Freunden zum Grillabend eingeladen werde?
- Was werde ich tun, wenn Kollegen im Betrieb Kuchen zur Feier ihres Geburtstags mitbringen?
- Was werde ich tun, wenn ich mit Kollegen zum Mittagessen in die Kantine gehe und es keine gesunden Alternativangebote bei der Essensauswahl gibt?
- Was werde ich tun, wenn Freunde mich überreden wollen, mit in ein Fastfood-Restaurant zu kommen?
- Was werde ich tun, wenn ich spät abends noch Hunger bekomme und im Kühlschrank nach Essbarem suche?
- Wie und ggf. mit wem werde ich meine Essens-Einkäufe in Zukunft planen und durchführen?
- Was werde ich tun, um Panikeinkäufe von kalorienreichen Nahrungsmitteln zu verhindern?

- Wie werde ich meine Familie und meine Freunde davon überzeugen, dass es wichtig ist, mich bei meinem Vorhaben zu unterstützen?
- Wie werde ich reagieren, wenn mein Lieblingsmetzger mich vor aller Kundschaft fragt, warum ich nicht mehr so häufig zum Einkaufen komme und ob mir seine Wurstwaren nicht mehr schmecken?
- Wie werde ich meinen Essens-Tagesablauf planen, wenn ich geschäftlich unterwegs bin und z. B. nur Zeit für einen kurzen Stopp an der Tankstelle habe?
- Was tue ich, wenn mir bei einem geschäftlichen Meeting nur Süßigkeiten, Kuchen und Snacks angeboten werden?

Auch während der Willensphase spielt die Überzeugung, die geplante Verhaltensänderung durchführen zu können **(Selbstwirksamkeit)**, eine große Rolle. Wenn während der Umsetzung des Verhaltens innere oder äußere Verhaltensbarrieren sichtbar werden, werden Coping-Strategien erarbeitet, mit deren Hilfe dann die Barrieren abgebaut werden können, sodass das Verhalten aufrechterhalten werden kann.

Ein Beispiel hierfür:

Problem: Sie werden abends immer wieder schwach und suchen im Kühlschrank und in den Schränken im Wohnzimmer nach etwas Essbarem.

Lösungsmöglichkeiten:

1. Sie essen etwas später zu Abend und gehen auf keinen Fall hungrig ins Bett.
2. Sie beschließen, dass es in Ordnung ist, wenn Sie sich im „Notfall“ jeweils ein Schälchen Möhrensalat zubereiten.
3. Sie verbannen alle Süßigkeiten und Snacks aus dem Kühlschrank bzw. aus anderen Schränken und kontrollieren in regelmäßigen Abständen, ob Sie diese Regel einhalten.

Die genannten Beispiele machen deutlich, dass das HAPA-Modell das Modell ist, das am nächsten an der Praxis ist.

10.13 Antwort zu Aufgabe 13

Aufgabe 13

Für viele Jugendliche gehört es zu ihrem Lebensstil, nächtelang Computerspiele zu spielen oder mit anderen zu chatten. Dies hat oftmals nicht nur Auswirkungen auf das Familienleben sowie auf Schule oder Beruf, sondern auch auf ihre Gesundheit.

a) Welche gesundheitlichen Auswirkungen können das sein?

b) Überlegen Sie sich in diesem Zusammenhang sinnvolle gesundheitsfördernde oder präventive Maßnahmen, die den Lebensstil-Ansatz mit berücksichtigen.

10.13.1 Antwort zu Aufgabe 13 a

Ein Grund dafür, dass Jugendliche oftmals die Nacht zum Tag machen, liegt darin, dass sich ihr biologischer Rhythmus aufgrund von pubertätsbedingten Veränderungen im Gehirn ebenfalls ändern kann. Das so genannte Schlafhormon Melatonin wird nun später ausgeschüttet, sodass die Jugendlichen länger wach bleiben. Darüber hinaus sind hier jedoch auch äußere Einflüsse von Bedeutung. So wird es z.B. in Städten praktisch gar nicht mehr dunkel, es gibt Kommunikations-, Ablenkungs- und Beschäftigungsmöglichkeiten rund um die Uhr etc.

Anders als z.B. in Großbritannien, Frankreich oder Skandinavien, wo der Unterricht meist zwischen 8.30 Uhr und 9.00 Uhr beginnt, starten die Schulen in Deutschland in der Regel bereits zwischen 7.30 Uhr und 8.15 Uhr, in Österreich zwischen 7.30 Uhr und 8.00 Uhr und in der Schweiz meist zwischen 7.20 Uhr und 8.00 Uhr. Da die Jugendlichen aufgrund des zeitigen Schulbeginns in den deutschsprachigen Ländern somit sehr früh aufstehen müssen, kommt es bei vielen in der Folge zu einem chronischen Schlafdefizit. Dies kann erhebliche gesundheitliche Auswirkungen haben.

Typische Symptome des Schlafmangels sind nachlassende Konzentration, verminderte geistige Leistungsfähigkeit und Gereiztheit, aber auch Angst, Niedergeschlagenheit und Erschöpfung. Bei den Betroffenen kann es zu Lernstörungen kommen. Sie klagen über Kopfschmerzen, aber auch über Magen-Darm-Beschwerden. Körperfunktionen (u.a. Atmung, Herzschlagfrequenz, Blutdruck, Körpertemperatur, Hormone, Stoffwechsel) können durcheinander geraten. So führen z.B. Änderungen im Rahmen des Zuckerstoffwechsels dazu, dass der Nüchternblutzucker-Wert ansteigt und damit auch das Risiko für die Entwicklung eines Diabetes mellitus Typ 2. Auch psychische Erkrankungen treten bei Menschen mit chronischem Schlafmangel häufiger auf. Darüber hinaus steigt die Unfallgefahr bei den Betroffenen (z.B. im Straßenverkehr) an.

10.13.2 Antwort zu Aufgabe 13 b

Folgende gesundheitsfördernde oder präventive Maßnahmen könnten in diesem Zusammenhang sinnvoll sein:

- Beginn des Schulunterrichts grundsätzlich erst um 9.00 Uhr
- genügend Freiräume und Angebote für Jugendliche, ihren Bewegungsdrang und ihr Kommunikationsbedürfnis mit Gleichaltrigen während des Tages und in den Abendstunden auszuleben
- klare Regeln, ab wann während der Woche und an den Wochenenden Schlafenszeit ist (mindestens 8 Stunden Schaf sollten pro Nacht möglich sein)
- kein Computer und keine anderen Ablenkungs- und Kommunikationsmittel (z.B. Smartphone) im Schlafzimmer
- Schlafzimmer soll abgedunkelt werden

10.14 Antwort zu Aufgabe 14

Aufgabe 14

Die in der **Ottawa-Charta** geforderte persönliche Gesundheitskompetenz führt im Idealfall dazu, dass Ärzte es zunehmend mit mündigen, aufgeklärten, eigenverantwortlichen Patienten zu tun haben. Ärzte sehen dies jedoch oft als Herausforderung. Lesen Sie sich dazu bitte den folgenden Artikel durch: Buckl S. Arztgespräch: Der mündige Patient als Herausforderung. Deutsches Ärzteblatt 2010; 107[38]: 17; s. Linkverzeichnis [31] in Kap. 13.
Nehmen Sie hierzu bitte vor dem Hintergrund der Information aus Kap. 8 Stellung!

In diesem Artikel aus dem Deutschen Ärzteblatt wird deutlich, dass die bereits in der **Ottawa-Charta** geforderte persönliche Gesundheitskompetenz des Einzelnen nicht in jedem Fall positiv von allen Vertretern des Gesundheitssystems aufgenommen wird. Es gibt noch immer Ärzte, die Probleme damit haben, wenn Patienten ihnen gegenüber mündig, aufgeklärt und eigenverantwortlich auftreten und handeln. Solche Patienten werden hier leicht in die Schublade „falsch verstandene Patientenkompetenz" eingeordnet. Die betroffenen Ärzte gehen davon aus, dass die Patienten, die sie dieser Schublade zuordnen, den Ärzten sagen möchten, was sie zu tun haben. Dies wird „von Ärzten teilweise als schwierig empfunden"... „Wir wollen erreichen, dass die Patienten selbst mitdenken und die Behandlung begleiten. Das heißt nicht, nach dem Motto aufzutreten: ‚Ich habe sowieso schon alles gelesen, dass ich das Medikament brauche, weiß ich schon. Ich brauche jetzt nur noch das Rezept dazu'". Zudem seien viele Patienten durch die „Flut von Informationen, die aus allen möglichen Quellen kommen" verunsichert und übernähmen diese oft ungeprüft.

Allerdings äußern die in dem Artikel befragten Ärzte auch die Ansicht, dass sich „Patienten mehr Mündigkeit wünschen" und erkennen einen „zunehmenden gesellschaftlichen Trend zu mehr Patientenkompetenz". Deshalb seien die „individuellen Fähigkeiten von Patienten, die eine Heilung unterstützen können", gezielt zu fördern. Allerdings seien die ärztlichen „Reaktionen auf das ‚Selfempowerment' von Patienten auch heute noch sehr gemischt." Dies liege v. a. daran, dass Ärzte (noch) nicht verstehen, dass sich ein kompetenter Patient nicht in die „Angelegenheit der Ärzte, sondern in die eigenen Belange einmischen wolle".

Der Artikel zeigt deutlich, dass bei der Anwendung von gesundheitskompetentem Wissen auch das jeweilige Gegenüber (hier: Gesundheitsfachleute, wie z. B. die Ärzte) eine große Rolle spielt. Es braucht im Fall der Arzt-Patient-Interaktion Ärzte, die mit mündigen, aufgeklärten, eigenverantwortlichen Patienten umgehen und so die Gesundheitskompetenz dieser Patienten im Rahmen von Behandlung und Prävention nützen können. Dass in diesem Zusammenhang von „mehr Mündigkeit" die Rede ist, zeigt, dass es noch immer Ärzte gibt, die ihre Patienten als unmündig ansehen (im Sinne von: Patienten wünschen sich mehr Mündigkeit, sind also noch nicht mündig!). Auch insgesamt scheint ein solcher paternalistischer Ansatz[27] in diesem Artikel immer wieder durch. Überspitzt gesagt bedeutet dies: Ärzte wissen, was gut für ihre Patienten ist. Sie sind die Fachleute. Patienten sind überfordert von der Flut der Informationen und können diese nicht beurteilen, weil ihnen die Fachkenntnis dazu fehlt. Zudem sind sie oftmals noch nicht einmal in der Lage, ihre eigenen Symptome so zu schildern, dass Ärzte klare Diagnosen stellen können.

Es bedarf also noch weiterer Schritte hin zu einer Gesellschaft, in der alle Menschen über eine gewisse Gesundheitskompetenz verfügen. Das Ziel sind mündige, aufgeklärte und eigenverantwortlich auftretende Menschen, die die Fähigkeit haben, Gesundheitsinformationen zu verstehen, sich mit ihnen auseinanderzusetzen, sie kritisch zu analysieren und zu einer besseren Lebensbewältigung zu nutzen.

27 *Paternalismus:* Handlungen, die gegen den Willen oder ohne die informierte Zustimmung der Betroffenen zu ihrem Wohl durchgeführt werden.

Anhang und Serviceteil

11 Glossar

Behinderung

Bislang existiert keine einheitliche Definition des Begriffs **Behinderung.** Die → Weltgesundheitsorganisation unterscheidet hier zwischen Impairment (Schädigung), Disability (Beeinträchtigung) und Handicap (Behinderung). Unter **Impairment** versteht sie angeborene oder erworbene Fehlbildungen. **Disability** beschreibt erhebliche Funktionsbeeinträchtigungen aufgrund solcher Schädigungen. Dies führt dazu, dass sich die Betroffenen bei typischen Alltagssituationen eingeschränkt sehen. Wenn einer Person Nachteile aus einer solchen Schädigung oder Beeinträchtigung entstehen, spricht man von **Handicap** oder Behinderung.

Betriebliche Gesundheitsförderung

Betriebliche Gesundheitsförderung (BGF) umfasst alle gemeinsamen Maßnahmen von Arbeitgebern, Arbeitnehmern und Gesellschaft zur Verbesserung der Gesundheit und des Wohlbefindens am Arbeitsplatz. Dies kann durch eine Verbesserung der Arbeitsorganisation und der Arbeitsbedingungen, eine Förderung einer aktiven Mitarbeiterbeteiligung und eine Stärkung der persönlichen Kompetenzen von Arbeitgebern und Arbeitnehmern erfolgen.

Bevölkerungsbezogener Ansatz in Public Health

Präventive Maßnahmen können sich auf die ganze Bevölkerung eines Gebietes beziehen. Man bezeichnet dies als **bevölkerungsbezogenen Ansatz in Public Health** *(Population Approach)*. Bei einem solchen Ansatz müssen sich sehr viele Menschen einer bestimmten Präventionsmaßnahme unterziehen, damit sich ein gesamtgesellschaftlicher Nutzen ergibt. In der Regel profitiert jedoch nur ein kleiner Anteil der Bevölkerung von einer solchen Maßnahme. Vgl. auch → (Hoch-)Risikogruppen-Ansatz.

Bundeszentrale für gesundheitliche Aufklärung

Die **Bundeszentrale für gesundheitliche Aufklärung** (BZgA) ist eine Behörde des deutschen Bundesministeriums für Gesundheit. Ihre Hauptaufgabe ist es, Grundsätze und Richtlinien einer praktischen Gesundheitserziehung zu erarbeiten.

Burden of Disease

Mit dem Konzept des **Burden of Disease** versucht man die Gesamtkrankheitslast zu erfassen, der eine Population ausgesetzt ist. Zu ihr gehören Einschränkungen durch Krankheit, Unfälle und Behinderungen ebenso wie der frühzeitige Tod. Der Gesundheitszustand einer Population wird dabei mit der Idealsituation verglichen, in der alle

Mitglieder bei guter Gesundheit altern würden. Die **Krankheitslast** wird in *„Disability Adjusted Life Years“* (DALYs) angegeben.

Coping-Strategien

Als **Coping-Strategien** (von *to cope* with [engl.]: bewältigen, überwinden) werden Bewältigungsstrategien bezeichnet, mit deren Hilfe man bedeutsame und/oder als schwierig empfundene Lebensereignisse bewältigen kann. Der Begriff wird v. a. in der Pädagogik und in der Psychotherapie verwendet.

Deklaration von Alma Ata

Die Deklaration der **Internationalen Konferenz zur Primären Gesundheitsversorgung,** die 1978 in Alma Ata, UdSSR, stattfand, erklärte die primäre Gesundheitsversorgung *(Primary Health Care*, PHC) zur Schlüsselstrategie, mit deren Hilfe das im Jahr zuvor von der Weltgesundheitsversammlung der Vereinten Nationen formulierte Ziel „Gesundheit für Alle bis zum Jahr 2000“ (→ Health for All) zu erreichen sei.

Effektivität

Die **Effektivität** ist ein Maß für die Wirksamkeit einer Maßnahme. Sie beschreibt das Verhältnis von dem erreichten Ziel zu dem zuvor definierten Ziel. Mit Hilfe dieser Maßangabe kann festgestellt werden, wie nahe das erreichte Ergebnis dem angestrebten Ziel gekommen ist (Grad der Zielerreichung).

Effizienz

Als **Effizienz** bezeichnet man den Wirkungsgrad einer Maßnahme. Hierzu setzt man Wirkung bzw. Nutzen ins Verhältnis zum betriebenen Aufwand.

Empowerment

Unter **Empowerment** versteht man einerseits den Prozess der „Selbstermächtigung“ oder „Befähigung“, andererseits aber auch die professionelle Unterstützung bei diesem Prozess. Das Ziel von Empowerment ist, dass Menschen das Gefühl von Macht- und Einflusslosigkeit überwinden können, dabei ihre eigenen Ressourcen erfahren und diese nutzen lernen.

Epidemiologie

Die **Epidemiologie** ist eine wissenschaftliche Disziplin, die sich mit der Verteilung von Gesundheitszuständen in einer Bevölkerung beschäftigt sowie mit den Faktoren, die diese Verteilung beeinflussen.

Evaluation

Als **Evaluation** bezeichnet man die Erfolgskontrolle nach der Durchführung einer Maßnahme. Sie umfasst die Beschreibung, Analyse und Bewertung von Projekten, Prozessen und Organisationseinheiten. Mit Hilfe einer Evaluation können Maßnahmen jedoch nicht nur bewertet werden, sie dient darüber hinaus als Entscheidungshilfe für die bessere Planung und Durchführung von weiteren Maßnahmen.

Expositionen

Im Bereich der → Epidemiologie bezeichnet man die für eine Untersuchung relevanten → Gesundheitsdeterminanten als **Expositionen.** Diese können → Risikofaktoren oder Schutzfaktoren (→ Protektivfaktoren) sein. Statistisch gesehen handelt es sich hierbei um unabhängige Größen. Beispiele für typische Expositionen sind Rauchen, Verkehrslärm oder der Zugang zu ärztlicher Versorgung.

Externale Ressourcen

→ Ressourcen, die in der Umwelt eines Menschen liegen, bezeichnet man als **externale Ressourcen.** Hierzu gehören z.B. das soziale Umfeld eines Menschen, die ökonomischen und ökologischen Bedingungen, in denen er lebt, sein berufliches Umfeld und die soziale Unterstützung, die er durch die Menschen in seiner Umgebung erfährt. Siehe auch → Internale Ressourcen.

Fairness

Fairness oder Gerechtigkeit *(Equity),* gehört zu den Grundwerten von → Gesundheitsförderung und → Public Health. Siehe auch → Partizipation.

Fonds Gesundes Österreich

Der **Fonds Gesundes Österreich** (FGÖ) ist ein Geschäftsbereich der Gesundheit Österreich GmbH. Seine Aufgabe ist es, Projekte im Bereich → Gesundheitsförderung und → Primärprävention in Österreich finanziell zu fördern und solche Projekte auch selbst zu initiieren. Die Arbeit des Fonds Gesundes Österreich in seiner heutigen Form beruht auf dem 1998 beschlossenen österreichischen Gesundheitsförderungsgesetz.

Furchtappell

Als **Furchtappell** *(Fear Appeal)* bezeichnet man eine Botschaft, die in der Regel bedrohlich wirken und beim Empfänger Furcht auslösen soll. Auf diese Weise soll sie den Empfänger der Botschaft beeinflussen und bei ihm ggf. eine Einstellungs- oder Verhaltensänderungen bewirken. Beispiel hierfür sind Schockfotos auf Zigarettenverpackungen, die Menschen mit typischen Folgeerkrankungen des Zigarettenrauchens (z.B. Lungenkrebs, Raucherbein) zeigen.

Gender

Der Betriff **Gender** bezeichnet im angloamerikanischen Sprachbereich das soziale, anerzogene Geschlecht – im Gegensatz zum biologischen Geschlecht, das dort mit *Sex* bezeichnet wird. Nach einer Definition der WHO versteht man unter Sex die biologischen und physiologischen Charakteristika, die den Menschen ausmachen, unter Gender hingegen die durch das soziale Zusammenleben bedingten Rollen, Verhaltensweisen, Aktivitäten und Eigenschaften, die die jeweilige Gesellschaft als für Männer und Frauen angebracht erachtet.

Genetische Prädisposition

Als **genetische Prädisposition** bezeichnet man die in den Erbanlagen (Genen) kodierte Empfänglichkeit (Prädisposition) für eine bestimmte Erkrankung. In vielen Fällen müssen noch weitere Faktoren (z. B. Umwelteinflüsse) hinzukommen, damit eine genetische Prädisposition zum Tragen kommt.

Gesundheit 21

Die Initiative „Gesundheit für alle im 21. Jahrhundert" (**„Gesundheit 21"**, 1998) der WHO-Europe hatte zum Ziel, das fundamentale Menschenrecht auf einen bestmöglichen Gesundheitszustand zu verwirklichen. Erreicht werden sollte dies über regionale und nationale Konzepte und Strategien, die die Gesundheit der Bevölkerung während der gesamten Lebensspanne fördern und schützen sollten. In Gesundheit 21 wurden 21 gesundheitsbezogene Ziele für das 21. Jahrhundert festgelegt. Hierzu gehörten z. B. gesundheitliche Chancengleichheit, Altern in Gesundheit, eine gesunde und sichere natürliche Umwelt, → Settings zur Förderung der Gesundheit und eine Qualifizierung von Fachkräften für gesundheitliche Aufgaben. Siehe auch → Health for All in the 21st Century.

Gesundheitliche Chancengleichheit

Als Chancengleichheit *(Equality of Opportunity)* bezeichnet man das Recht für alle auf den gleichen Zugang zu bestimmten Lebenschancen. Ein wichtiger Punkt ist hierbei das Diskriminierungsverbot z. B. aufgrund des Geschlechts, des Alters, der Religion, der kulturellen Zugehörigkeit, einer Behinderung oder der sozialen Herkunft. **Gesundheitliche Chancengleichheit** gehört zu den Grundwerten von Public Health. Es wurde u. a. in der → Deklaration von Alma Ata und der → Ottawa-Charta ausdrücklich als einer der Punkte einer grundlegenden Wertehaltung von Public Health festgeschrieben.

Gesundheitliche Ungerechtigkeit

→ Gesundheitliche Ungleichheit, die vermeidbar ist, wird als **gesundheitliche Ungerechtigkeit** *(Health Inequity)* bezeichnet. Gesundheitliche Ungerechtigkeit basiert in der Regel auf sozial bedingter gesundheitlicher Ungleichheit.

Gesundheitliche Ungleichheit

Als **gesundheitliche Ungleichheit** *(Health Inequalities)* bezeichnet man die unterschiedlichen gesundheitlichen Chancen von verschiedenen Bevölkerungsgruppen. Gesundheitliche Ungleichheit ist nicht in jedem Fall auch → gesundheitliche Ungerechtigkeit. Zur gesundheitlichen Ungerechtigkeit wird gesundheitliche Ungleichheit erst dann, wenn sie vermeidbar ist.

Gesundheitliches Risikoverhalten

Verhalten wird dann zum **gesundheitlichen Risikoverhalten,** wenn sich jemand hierdurch einer erhöhten gesundheitlichen Gefährdung aussetzt. Beispiele für gesundheitliches Risikoverhalten sind Rauchen, übermäßiger Alkoholkonsum, Konsum von „harten" Drogen, regelmäßiger Konsum von Psychopharmaka, ungesunde Ernährung etc.

Gesundheitsaufklärung

Dieser Ansatz versucht, den Menschen das Wissen und die Fähigkeiten und Fertigkeiten zu vermitteln, die sie brauchen, um selbst Entscheidungen über ihr Gesundheitsverhalten treffen zu können. Dies kann durch Informationsbroschüren, Ausstellungen, Beratungsgesprächen, Gruppendiskussionen oder Fortbildungsprogramme erfolgen.

Gesundheitsdeterminanten

Gesundheitsdeterminanten *(Social Determinants of Health,* soziale Determinanten der Gesundheit) sind Faktoren im Bereich der Lebens- und Arbeitsbedingungen sowie der Lebensweisen der Menschen, die ihre Gesundheit maßgeblich beeinflussen. Sie gehen von allen Ebenen des menschlichen Zusammenlebens (vom Individuum bis zum globalen Miteinander) aus und können sich als → Risikofaktoren oder → Ressourcen auswirken.

Gesundheits-Check-up 35+

In Deutschland haben gesetzlich Versicherte ab dem vollendeten 35. Lebensjahr alle zwei Jahre das Anrecht auf einen allgemeinen Gesundheits-Check zur Früherkennung von chronischen Krankheiten (z.B. Herz-Kreislauf-Erkrankungen, Diabetes mellitus, Bluthochdruck, Nierenerkrankungen). Neben einer Ganzkörperuntersuchung werden Bewegungsapparat, Haut und Sinnesorgane beurteilt. Außerdem werden grundlegende Blut- und Urinuntersuchungen durchgeführt.

Gesundheitserziehung

Gesundheitserziehung wird heute vielfach auch als **Gesundheitsbildung** bezeichnet. Ihr Ziel ist es, gesundheitsbezogenes Wissen, Können und Verhalten durch speziell dafür ausgebildete Fachkräfte zu vermitteln. Die Vermittlung geschieht meist in Form von Vorlesungen, Vorträgen, Seminaren oder Kursen z.B. an Volkshochschulen oder durch Krankenkassen, aber auch im Rahmen von Hochschul- oder anderen Aus- bzw. Weiterbildungsveranstaltungen. Da die Änderung gesundheitsbezogenen Verhaltens nicht allein über Maßnahmen der Gesundheitserziehung zu erreichen sind, werden heute komplexere Ansätze bevorzugt, in denen Gesundheitserziehung mit anderen Maßnahmen der → Gesundheitsförderung kombiniert wird.

Gesundheitsförderung

Der Begriff der **Gesundheitsförderung** umfasst alle Aktivitäten und Maßnahmen, die der Stärkung der Gesundheitsressourcen und -potenziale der Menschen (→ Ressourcen) dienen. Gesundheitsförderung soll somit einen Prozess in Gang setzen, der allen Menschen ein höheres Maß an Selbstbestimmung über ihre Gesundheit ermöglicht und sie dadurch zu einer Stärkung ihrer Gesundheit befähigt.

Gesundheitskompetenz

Als **Gesundheitskompetenz** *(Health Literacy)* bezeichnet man zum einen die grundlegenden Fertigkeiten, die es einem Menschen erlauben, Gesundheitsinformationen zu verstehen und diese zu nutzen **(funktionale Gesundheitskompetenz).** Gesundheitskompetenz umfasst jedoch auch die geistigen und sozialen Fertigkeiten, mit deren Hilfe sich Menschen aktiv mit Gesundheitsinformationen auseinandersetzen und sie in ihren Lebensalltag integrieren können **(interaktive Gesundheitskompetenz).** Darüber hinaus beinhaltet der Begriff auch die kognitiven und sozialen Fertigkeiten eines Menschen, gesundheitsrelevante Informationen kritisch zu analysieren und sie zur besseren Lebensbewältigung zu nutzen **(kritische Gesundheitskompetenz).**

Gesundheitsrelevanter Lebensstil

Als **gesundheitsrelevanten Lebensstil** bezeichnet man eine bestimmte Lebensführung, die ein zeitlich relativ stabiles, typisches Muster von gesundheitsrelevanten Verhaltensweisen (→ Gesundheitsverhalten) aufweist. Von entscheidender Bedeutung bei der Entstehung eines solchen Lebensstils sind die → Ressourcen einer Person (persönliche und sozialen Ressourcen), die in der Auseinandersetzung mit den jeweiligen sozialen, kulturellen und materiellen Lebensbedingungen entwickelt werden.

Gesundheitsverhalten

Als **Gesundheitsverhalten** bezeichnet man alle Verhaltensweisen, die für die Gesundheit einer Person direkt relevant sind. Hierzu gehören z. B. Ernährung, Sport, Bewegung, die Inanspruchnahme medizinischer Einrichtungen, aber auch der Konsum von Genuss- oder Suchtmitteln. Gesundheitsverhalten ist Teil eines gesundheitsrelevanten → Lebensstils.

Gesundheitsversorgung

Gesundheitsversorgung umfasst alle therapeutischen, präventiven und gesundheitsfördernden Maßnahmen, die durch Gesundheitseinrichtungen und Gesundheitsfachkräfte erbracht werden. Die Maßnahmen können sich sowohl an einzelne Individuen als auch an ganze Populationen richten.

Gesundheitszirkel

Die Leitidee von **Gesundheitszirkeln** ist die aktive Einbeziehung der Mitarbeiter eines Betriebes bzw. einer Institution als Experten ihrer Arbeitssituation in die Planung und Umsetzung von Maßnahmen der → Betrieblichen Gesundheitsförderung. Gesundheitszirkel setzen sich somit aus den Beschäftigten eines Betriebes zusammen. Ihre Aufgabe ist es, in diesen Zirkeln die Bedürfnisse der Mitarbeiter ihres Arbeitsbereiches zu schildern, Verbesserungsvorschläge zu sammeln und für die jeweiligen Arbeitsbereiche dann verbindliche Veränderungen zu vereinbaren.

Good Practice

Unter dem Begriff **Good Practice** versteht man erfolgreiche und anerkannte Lösungen für ein bestimmtes Problem. Good-Practice-Maßnahmen im Bereich → Public Health müssen anerkannte Standards beachten oder übertreffen. Es muss sich hierbei jedoch nicht um die nachgewiesenermaßen besten Lösungsmöglichkeiten *(Best Practice)* für dieses Problem handeln.

HAPA-Modell

Das **HAPA-Modell** *(Health Action Process Approach)* oder **Prozessmodell gesundheitlichen Handelns** dient der Erklärung und der Vorhersage von gesundheitsfördernden bzw. gesundheitsschädigenden Verhaltensweisen. Es betrachtet und erklärt den Vorgang, der zu einer Änderung des → Gesundheitsverhaltens führen soll. Eine große Rolle spielen hierbei die Handlungsplanung *(Action Planning* mit einfachen Was-Wann-Wo-Plänen) und die Bewältigungsplanung *(Coping Planning* mit Strategien, die helfen sollen, innere oder äußere Verhaltensbarrieren abzubauen).

Health for All by the Year 2000

Das Programm **Gesundheit für alle bis zum Jahr 2000** *(Health for All by the Year 2000,* HFA) wurde 1977 von der 30. Weltgesundheitsversammlung verabschiedet. Auf den Inhalten dieses Programms basierten die Erklärungen von Alma Ata (1978; → Deklaration von Alma Ata), Ottawa (1986; → Ottawa-Charta) und Adelaide (1988). Gesundheit für alle bedeutet, dass die Bedingungen in jedem Land dieser Erde so sein sollen, dass jeder Mensch die Möglichkeit hat, einen Gesundheitszustand zu erreichen, der es ihm erlaubt, ein sozial und wirtschaftlich produktives Leben zu führen.

Health for All in the 21st Century

Die Deklaration **Gesundheit für alle im 21. Jahrhundert** *(Health for All in the 21st Century)* wurde 1998 während der 51. Weltgesundheitsversammlung der WHO angenommen. Ihr Ziel war es, interessierten Staaten und Institutionen eine umfassende Orientierungshilfe für die Formulierung von nationalen gesundheitspolitischen Konzepten zur Verfügung zu stellen. Die Erklärung wurde anschließend für den europäischen Raum zu einem europäischen Rahmenkonzept → Gesundheit 21 umgearbeitet und erweitert. Siehe auch → Health for All by the Year 2000.

Health-Belief-Modell

Das **Health-Belief-Modell** (HBM) oder **Modell gesundheitlicher Überzeugungen** ist ein Modell, mit dessen Hilfe gesundheitsbezogenes Verhalten (→ Gesundheitsverhalten) analysiert und vorhergesagt werden soll. Ihm liegt die Annahme zugrunde, dass die Wahrscheinlichkeit, eine bestimmte Erkrankung zu bekommen, durch bestimmte Verhaltensweisen erhöht wird. Andererseits können Verhaltensänderungen dieses Risiko reduzieren. Nach dem Health-Belief-Modell wird das Gesundheitsverhalten von bewussten Kosten-Nutzen-Überlegungen (→ Kosten-Nutzen-Bewertung) bestimmt. Die Wahrscheinlichkeit, dass es bei einem Mensch zu einem bestimmten Gesundheitsverhalten kommt, hängt dabei erstens vom Grad der erlebten Bedrohung durch die Erkrankung, zweitens aber auch von den Erwartungen an präventive Maßnahmen (→ Prävention) ab.

HEDE-Kontinuum

Der Begriff des **HEDE-Kontinuums** entstammt der von *Aaron Antonovsky* (1923–1994) entwickelten Theorie der → Salutogenese. Er beschreibt den Gesundheitszustand eines Menschen als eine Linie, ein Kontinuum, deren Extrempole oder Endpunkte Gesundheit („**H**ealth-**E**ase“) und Krankheit („**D**is-**E**ase“) sind. Zwischen diesen Endpunkten liegen unzählige mögliche Zwischenstufen, die unterschiedliche Zustände des Wohlbefindens beschreiben.

(Hoch-)Risikogruppen-Ansatz in Public Health

Beim **(Hoch-)Risikogruppen-Ansatz in Public Health** *(High Risk Approach)* richten sich die präventiven Maßnahmen (→ Prävention) auf die Menschen in einer Bevölkerung, die ein höheres oder hohes Risiko haben, an einer bestimmten Erkrankung zu erkranken. Der individuelle Gesundheitsgewinn ist dabei wesentlich höher als beim → bevölkerungsbezogenen Ansatz in Public Health. Da es sich bei einer Hochrisikogruppe jedoch nur um einen relativ kleinen Teil der Bevölkerung handelt, ist der Effekt im Hinblick auf die gesamte Population geringer. (Hoch-)Risikogruppen-Ansätze lassen sich jedoch meist leichter auf die entsprechende Zielgruppe zuschneiden, sind oft auch leichter durchführbar und kosteneffizienter.

Homöostase

Als **Homöostase** bezeichnet man einen Gleichgewichtszustand in einem offenen dynamischen System, der durch regelnde Prozesse im Inneren erreicht wird. In der Biologie und der Medizin geht man davon aus, dass ein solcher Zustand des Fließgleichgewichts innerhalb einer Zelle, eines Organs bzw. im gesamten Organismus besteht. Krankheiten werden nach dieser Vorstellung durch Störungen des Fließgleichgewichts hervorgerufen oder sind von Störungen im Fließgleichgewicht begleitet.

Immissionsschutz

Immissionsschutz-Maßnahmen sind Maßnahmen, deren Ziel es ist, Immissionen (z.B. Lärm, Luft- und Bodenschadstoffe, ionisierende Strahlung) auf ein langfristig verträgliches Maß zu begrenzen.

Impfung

Unter einer **Impfung** (Vakzination) versteht man die Gabe eines Impfstoffes mit dem Ziel, vor einer (i.d.R. übertragbaren) Krankheit zu schützen. Man unterscheidet dabei zwischen einer aktiven und einer passiven Immunisierung. Mit Hilfe der **aktiven Immunisierung** soll das Immunsystem zu einer erregerspezifischen Immunantwort angeregt werden, sodass das Auftreten der Infektionskrankheit im günstigsten Fall verhindert werden kann. Bei der **passiven Immunisierung** werden stattdessen fertige Antikörper verabreicht. Anders als bei der aktiven Immunisierung setzt der Schutz unmittelbar nach der Verabreichung des Impfstoffes ein. Er hält jedoch nur einige Wochen an, da die verabreichten Antikörper vom Empfänger abgebaut werden.

Internale Ressourcen

Internale Ressourcen sind → Ressourcen, die im Menschen selbst liegen. Hierzu gehören neben den genetischen Anlagen eines Menschen auch andere individuelle Ressourcen, wie z.B. Selbstvertrauen, Problemlösefähigkeit, Kooperationsfähigkeit, Lernbereitschaft, soziale Kompetenz sowie auch seine körperlichen und geistigen Fähigkeiten. Siehe auch → Externale Ressourcen.

Inzidenz

Die **Inzidenz** gibt die Anzahl der Neuerkrankungen an einer bestimmten Krankheit in einer definierten Bevölkerungsgruppe während einer bestimmten Zeit an.

Kausalität

Als **Kausalität** bezeichnet man die Ursächlichkeit, d.h. die Beziehung zwischen Ursache und Wirkung. Ein Ereignis oder ein Zustand ist dann die Ursache für eine Wirkung, wenn die Wirkung durch das Ereignis bzw. den Zustand herbeigeführt wird.

Kohärenzsinn

Der **Kohärenzsinn** *(Sense of Coherence* = SOC) ist nach Antonovsky ein zentrales Element der → Salutogenese. Mit seiner Hilfe können Menschen die Zusammenhänge des Lebens verstehen, ihnen einen Sinn zuweisen und dabei die Überzeugung gewinnen, das eigene Leben gestalten zu können.

Kosten-Nutzen-Bewertung

Die **Kosten-Nutzen-Bewertung** *(Cost-Benefit-Analysis)* gesundheitsbezogener Leistungen ist eine der grundlegenden Fragen der Gesundheitsökonomie. Sie kann z.B. als Kosten-Minimierungs-Analyse (Ziel: minimale Kosten), als Kosten-Effektivitäts-Analyse (Ziel: maximale → Effektivität), als Kosten-Nutzwert-Analyse (Ziel: bester Gesundheitszustand) oder als Kosten-Nutzen-Analyse (Ziel: maximaler gesundheitlicher Nutzen) durchgeführt werden.

Kuration

Eine Behandlung, die auf die vollständige Wiederherstellung der Gesundheit eines Patienten abzielt, bezeichnet man als **Kuration.** Unter der kurativen Medizin versteht man eine Medizin, die Krankheiten behandelt (z.B. im Gegensatz zur präventiven, vorbeugenden Medizin).

Lebenserwartung

Die **Lebenserwartung** entspricht der durchschnittlichen Anzahl an Jahren, die ein Mensch eines bestimmten Alters aufgrund der aktuellen Sterberaten erwartungsgemäß noch leben wird.

Lebensstil

Mit einer bestimmten Lebensführung signalisieren Menschen ihre Zugehörigkeit zu ihrer Statusgruppe. Sozial-strukturelle Bedingungen eröffnen oder verschließen den Menschen bestimmte Lebenschancen. Lebensführung und Lebenschancen bilden zusammen den **Lebensstil.** Siehe auch → Gesundheitsrelevanter Lebensstil.

Migration

Im Bereich der Soziologie und von → Public Health versteht man unter **Migration** einen dauerhaften Wohnortwechsel von Menschen im geografischen und/oder im sozialen Raum. Werden dabei staatliche Grenzen überschritten, bezeichnet man dies als internationale Migration. Bei der internationalen Migration kommt es zu einer Auswanderung (Emigration) aus einem und zu einer Einwanderung (Immigration) in ein anderes Land.

Multifaktoriell

Als **multifaktoriell** bezeichnet man etwas, das von mehreren Aspekten abhängig ist. So können z. B. Krankheiten multifaktoriell bedingt sein. Das bedeutet, dass an ihrer Entstehung mehrere Faktoren beteiligt sind.

Normativ-regulatorische Maßnahmen

Als **normativ-regulatorische Maßnahmen** im Bereich von → Public Health versteht man beispielsweise Gesetze und Vorschriften sowie Gebote oder Verbote mit Sanktionsandrohung. Mit ihrer Hilfe sollen präventive Gesundheitsziele durchgesetzt werden. Beispiele: Vorschriften im Bereich der Lebensmittelüberwachung und des → Immissionsschutzes, die Promillegrenze im Straßenverkehr, die Anschnallpflicht für Autofahrer, das Rauchverbot in öffentlichen Räumen.

Ottawa-Charta

Die **Ottawa-Charta zur Gesundheitsförderung** (1986) ist eines der wichtigsten gesundheitspolitischen Leitbilder in → Public Health. Ihr Ziel ist eine Umorientierung im Gesundheitsbereich, weg von der Verhütung von Krankheiten und hin zur Förderung von Gesundheit. Sie betont dabei insbesondere die Bedeutung sozialer und individueller → Ressourcen und fordert, dass alle Politikbereiche in diese Umorientierung mit einbezogen werden müssen. Weiterhin sieht sie u. a. die Schaffung von gesundheitsfördernden Lebenswelten (→ Settings) und die Entwicklung persönlicher gesundheitsbezogener Kompetenzen als wichtige Ansatzpunkte.

Partizipation

Im Bereich von → Public Health bezeichnet der Begriff **Partizipation** (Teilhabe, Mitbestimmung) die Einbeziehung von Individuen und Organisationen (→ Stakeholder) in den Entscheidungs- und Willensbildungsprozess.

Pathogenese

Der Begriff **Pathogenese** bezeichnet ganz allgemein die Entstehung und Entwicklung einer Krankheit. Das heute überwiegend in der medizinischen Praxis angewandte pathogenetische Krankheitskonzept („biomedizinisches Krankheitsmodell") beschäftigt sich damit, welche Vorgänge zu Krankheiten führen und untersucht mögliche → Risikofaktoren, die die Entstehung von Krankheiten beeinflussen. Es betrachtet dabei Veränderungen auf verschiedenen Ebenen des Körpers und geht davon aus, dass normalerweise ein Fließgleichgewicht innerhalb einer Zelle, eines Organs oder im Organismus besteht (→ Homöostase). Abweichungen von diesem definierten Normalzustand des Körpers werden als Krankheiten interpretiert.

Peers

Der Begriff **Peer** kommt von der englischen Bezeichnung *Peergroup*, die eine Gruppe von Menschen mit gemeinsamen Interessen, ähnlichem Alter, gleicher Herkunft oder gleichem sozialem Status bezeichnet, in der die Gruppenmitglieder wechselseitige Beziehungen unterhalten. Im Bereich → Public Health versteht man unter einem Peer meist einen Jugendlichen oder jungen Erwachsenen, der speziell darin geschult ist, nahezu gleichaltrige Jugendliche auf Themen im Bereich der Gesundheitsförderung (z. B. Alkoholkonsum, Rauchen, riskantes Sexualverhalten) anzusprechen und ihnen Informationen und Tipps zu geben.

Policy

Policy (Plural: *Policies*) ist die aus dem anglo-amerikanischen Sprachraum übernommene Bezeichnung für die inhaltliche Dimension von Politik. Im Gesundheitsbereich verwendet man den Begriff z. B. bei der Formulierung gesundheitspolitischer Ziele und Handlungsanweisungen.

Prävention

Ziel der **Prävention** (Krankheitsverhütung) ist es, durch soziale oder medizinische Maßnahmen bzw. Verhaltensweisen die Gesundheit zu fördern und die Entstehung von gesundheitlichen Schädigungen zu verhindern (→ Primärprävention). Darüber hinaus verhindern präventive Maßnahmen das Fortschreiten einer bereits bestehenden Erkrankung (→ Sekundärprävention) und/oder vermeiden Folgeschäden (→ Tertiärprävention).

Präventions-Paradox

Nach dem von *Geoffrey Rose* formulierten **Präventions-Paradox** können Maßnahmen, die der Bevölkerung großen Nutzen bringen, für den Einzelnen wenig nützlich oder vollkommen unnütz sein – und umgekehrt. Aus Public-Health-Sicht ist es wichtig, möglichst viele Krankheitsereignisse oder vorzeitige Todesfälle zu verhindern. Dies kann in der Regel mit einem bevölkerungsbezogenen Präventions-Ansatz erreicht werden. Allerdings sinkt mit zunehmender Größe der Gruppe der direkt erfahrene Nutzen bei den Teilnehmern. Es werden viele Menschen untersucht und/oder behandelt, die auch ohne die Maßnahme nicht erkrankt wären. Sie hätten im Einzelfall eventuell nicht nur keinen Nutzen, sondern sogar noch einen Schaden.

Primärprävention

Als **Primärprävention** bezeichnet man Maßnahmen, die das Ziel haben, die Wahrscheinlichkeit für das Auftreten bestimmter Neuerkrankungen in der Bevölkerung zu senken bzw. zu verhindern, dass diese Krankheiten überhaupt auftreten. Zielgruppe solcher Maßnahmen sind gesunde Personen, bei denen keine subjektiven bzw. objektiven Krankheitssymptome bekannt sind. Beispiele: → Impfungen, Rauchverbot in öffentlichen Räumen zum Nichtraucherschutz, nächtliches Alkoholverkaufsverbot in Ladengeschäften von Tankstellen zum Schutz von Jugendlichen vor Alkoholmissbrauch. Siehe auch → Prävention, → Sekundärprävention, → Tertiärprävention.

Professionals

Professionals sind Fachleute. Im Bereich → Public Health versteht man darunter professionelle „Gesundheitsaufklärer“ wie z. B. Public-Health-Fachleute, Ärzte oder Sozialarbeiter.

Protektivfaktoren

Im Bereich der → Salutogenese versteht man unter **Protektivfaktoren** (Schutzfaktoren) die Faktoren, die einen Menschen – gemeinsam mit seinen → Ressourcen – gesund erhalten. Beispiele für Schutzfaktoren: positives Selbstwertgefühl, überdurchschnittliche Intelligenz, aktive Stressbewältigung, familiärer Zusammenhalt, soziale Unterstützung.

Psychosomatik

Die **Psychosomatik** ist Teil der Medizin. Sie betrachtet die Wechselwirkungen zwischen Psyche und Körper bei der Entstehung und dem Verlauf von Erkrankungen. Fachleute der Psychosomatik beschäftigen sich v. a. mit „körperlichen Erkrankungen“, bei denen biopsychosoziale Aspekte eine große Rolle spielen (Beispiel: bösartige Tumoren und ihre Bewältigung), aber auch mit seelischen Störungen, die körperliche Auswirkungen haben (Beispiele: Essstörungen, Depressionen, Angststörungen, Persönlichkeitsstörungen).

Public Health

Public Health ist eine interdisziplinäre, anwendungsorientierte Wissenschaft, deren Schwerpunkte in den Bereichen → Prävention und → Gesundheitsförderung liegen. Sie bezieht sich dabei nicht auf das Individuum, sondern auf Personen- und Bevölkerungsgruppen. Grundlage ist ein biopsychosozialer Forschungs- und Handlungsansatz.

Rehabilitation

Unter einer **Rehabilitation** (Reha) versteht man verschiedene Maßnahmen, die die Wiedereingliederung eines kranken oder behinderten Menschen in den Alltag oder das berufliche Leben fördern sollen.

Resilienz

Mit dem Begriff **Resilienz** bezeichnet man die psychische Widerstandsfähigkeit. Das Resilienz-Konzept beschäftigt sich mit der Fähigkeit, Krisen mithilfe von persönlichen bzw. sozial vermittelten → Ressourcen zu meistern und damit persönlich zu reifen.

Ressource

Im Bereich von → Public Health versteht man unter **Ressourcen** Einflussfaktoren, die die Gesundheit eines Menschen fördern können. Man unterscheidet hierbei personale, soziale und materielle Ressourcen. Siehe auch → Externale Ressourcen und → Internale Ressourcen.

Rezidivprophylaxe

Als **Rezidivprophylaxe** bezeichnet man Maßnahmen, die verhindern sollen, dass eine Erkrankung erneut auftritt. Beispiel: gerinnungshemmende Langzeittherapie nach einem Herzinfarkt, Gabe von Lithium bei einer bipolaren Störung.

Risikofaktor

Als **Risikofaktor** bezeichnet man im Bereich der Medizin und von → Public Health eine erhöhte Wahrscheinlichkeit für das Auftreten einer Erkrankung, wenn bestimmte physiologische oder anatomische Eigenschaften, genetische Anlagen (Prädispositionen) oder Umweltkonstellationen vorliegen.

Salutogenese

Die Basis des von *Aaron Antonovsky* entwickelten Konzeptes der **Salutogenese** ist die Frage danach, was den Menschen gesund erhält. Das Konzept schaut also v. a. nach den → Protektivfaktoren und den → Ressourcen, die einen Menschen gesund halten. Gesundheit und Krankheit sind hiernach Extrempole oder Endpunkte auf einer Linie, einem Kontinuum (→ HEDE-Kontinuum). Zwischen diesen Endpunkten liegen unzählige mögliche Zwischenstufen, die unterschiedliche Zustände des Wohlbefindens beschreiben. Der Gesundheitszustand eines Menschen verändert sich darüber hinaus auch im Verlauf seines Lebens ständig. Krankheit ist damit ein normaler Bestandteil des Lebens.

Schwerbehinderung

Schwerbehindert sind in Deutschland Menschen, die einen Schwerbehindertenausweis beantragt haben und bei denen ein Grad der Behinderung (GdB) von 50 und mehr anerkannt wurde. Der **Grad der Behinderung** (GdB) ist die Maßeinheit, die den Grad der Beeinträchtigung durch eine Behinderung angibt. Er beginnt bei 20 und geht dann in 10er Schritten bis 100. Der Begriff der Schwerbehinderung ist ein rechtlicher Begriff, den es in der Schweiz und in Österreich nicht gibt.

Screening

Unter einem **Screening-Verfahren** versteht man einen auf bestimmte Kriterien ausgerichteten orientierenden Siebtest, mit dessen Hilfe innerhalb einer großen Anzahl von Proben oder Personen bestimmte Eigenschaften der Prüfobjekte identifiziert werden können (z. B. Frühdiagnose von Mukoviszidose oder Hüftgelenksdysplasie mit Hilfe des Neugeborenen-Screenings, Frühdiagnose von Brustkrebs mit Hilfe des Mammografie-Screenings).

Sekundärprävention

Mit Hilfe der **Sekundärprävention** sollen Erkrankungen in einem frühen, klinisch noch unauffälligen Stadium erkannt werden, sodass sie rechtzeitig behandelt werden können. Damit soll das Fortschreiten der Krankheit verhindert werden. Beispiele von sekundärpräventiven Maßnahmen: → Screening, → Gesundheits-Check-up 35+. Siehe auch → Prävention, → Primärprävention, → Tertiärprävention.

Setting

Im Bereich → Public Health versteht man unter einem **Setting** eine im Hinblick auf ihre gesundheitsrelevanten Bedingungen abgrenzbare Lebenswelt der Menschen. Der Setting-Ansatz basiert auf der → Ottawa-Charta, in der die Schaffung von gesundheitsfördernden Lebenswelten eines der fünf vorrangigen Handlungsfelder der → Gesundheitsförderung ist. Gesundheitsförderung soll diese Lebenswelten so verbessern, dass möglichst alle Menschen im Hinblick auf ihre Gesundheit optimal davon profitieren können. Beispiele für Settings: Betrieb, Schule, Hochschule, Krankenhaus, Gefängnis, Stadt.

Sozialhygiene

Die Anfänge der **Sozialhygiene** liegen im deutschsprachigen Raum in der zweiten Hälfte des 19. Jahrhunderts. Das Ziel dieses Konzeptes war es, die prekäre soziale und gesundheitliche Lage der Arbeiterfamilien zu verbessern. Wichtige Vertreter waren *Grotjahn* (1869–1931), *Chajes* (1880–1938) und *Teleky* (1872–1957). Chajes definierte die Sozialhygiene als die Lehre vom Einfluss der wirtschaftlichen und sozialen Lebensbedingungen auf den Gesundheitszustand zusammengehörender großer Volksschichten und deren Nachkommen sowie der Maßnahmen, die aus dieser Kenntnis entwickelt und umgesetzt werden können. Die Sozialhygiene ist damit ein Vorläufer von → Public Health bzw. Gesundheitswissenschaften im deutschsprachigen Raum. Viele ihrer Vertreter wurden in der NS-Zeit aufgrund ihrer jüdischen Herkunft oder ihrer kommunistischen bzw. sozialdemokratischen Einstellung verfolgt.

Soziodemografische Faktoren

Soziodemografische Faktoren sind z. B. Alter, Geschlecht, Familienstand, soziale Herkunft, Migrationshintergrund, Beruf, Bildung, Einkommen etc. Mit ihrer Hilfe lässt sich die Bevölkerungsstruktur eines umschriebenen Gebietes (z. B. eines Staates) darstellen.

Stakeholder

Unter einem Stakeholder versteht man in → Gesundheitsförderung und → Public Health solche Personen oder Gruppen, die ein besonderes Interesse an einem Prozess oder einem Projekt in diesem Bereich haben. Es sind also Interessenvertreter oder Interessengruppen.

Stigmatisierung

Beim Vorgang der **Stigmatisierung** schreiben Menschen bestimmten anderen Menschen negativ bewertete Merkmale und Eigenschaften zu. Die so bewerteten Menschen werden dadurch in sozialer Hinsicht diskriminiert.

Stressoren

Stressoren oder Stressfaktoren sind innere und äußere Reize, die auf uns einwirken und eine Stressreaktion in uns auslösen. Nicht bei jedem Menschen erzeugt derselbe Reiz jedoch Stress. Ob ein Reiz bei einem Menschen zur Entstehung von Stress führt, hängt entscheidend davon ab, wie der Betroffene das Geschehen bewertet. Beispiele für Stressoren: Kriegssituationen, Vertreibung, Naturkatastrophen, Hitze, Kälte, Lärm, Hunger,

Schmerz, Behinderung, Zeitdruck, Überforderung, Einsamkeit, Trennung, zwischenmenschliche Konflikte etc.

Symptomatische Therapie

Bei einer **symptomatischen Therapie** werden nur die Symptome einer Krankheit behandeln, nicht ihre Ursachen. Dies wird oftmals dann gemacht, wenn die Ursachen der Krankheit nicht bekannt oder nicht beeinflussbar sind. Mit einer symptomatischen Therapie kann in bestimmten Fällen auch die Lebensqualität des Erkrankten erhöht werden (Beispiel: Schmerztherapie).

Tertiärprävention

Zur **Tertiärprävention** gehören Maßnahmen, die eine Verschlimmerung von bereits bestehenden Erkrankungen verhindern, diesen Vorgang verlangsamen oder das Auftreten von Folgeerkrankungen abwenden. Auch eine Verbesserung der Lebensqualität oder der sozialen Funktionsfähigkeit können tertiärpräventive Ziele sein. Beispiele: → Rehabilitation, → Rezidivprophylaxe. Siehe auch → Prävention, → Primärprävention, → Sekundärprävention.

Theorie der Schutzmotivation

Nach der **Theorie der Schutzmotivation** kommt es beim Kontakt mit gesundheitsrelevanten Informationen zu zwei voneinander abhängenden Bewertungsprozessen. Der Adressat einer solchen Botschaft wird zuerst den Grad der Bedrohung einschätzen. Anschließend sucht er nach Möglichkeiten, die Bedrohung zu bewältigen. Vom Ergebnis dieses Bewertungsprozesses hängt es ab, wie ausgeprägt die Motivation bei ihm ist, daraufhin gesundheitsprotektives (= gesundheitsschützendes) Verhalten zu entwickeln. Siehe auch → Furchtappell.

Transtheoretisches Modell

Das von Prochaska entwickelte **Transtheoretische Modell** (TTM) dient der Beschreibung und Erklärung von bewusst beabsichtigten gesundheitsrelevanten Verhaltensänderungen. Die betroffene Person kann sich dabei auf verschiedenen Stufen sowohl in Richtung hin zur geplanten Verhaltensänderung als auch wieder zurück in Richtung der früheren Verhaltensweise bewegen.

World Health Organization (WHO)

Die 1948 gegründete **Weltgesundheitsorganisation** ist eine Sonderorganisation der Vereinten Nationen (UN). Als Koordinationsbehörde für das internationale öffentliche Gesundheitswesen unterstützt sie Entwicklungsländer beim Aufbau von Gesundheitssystemen und koordiniert nationale und internationale Aktivitäten, wie z.B. globale Impfprogramme und Programme gegen übertragbare Krankheiten, Rauchen oder Übergewicht. Ein weiterer Schwerpunkt ist die weltweite Erhebung und Analyse von Gesundheits- und Krankheitsdaten.

Zielgruppenprävention

Bei der **Zielgruppenprävention** werden krankheitspräventive Maßnahmen nicht für die gesamte Gesellschaft, sondern nur für bestimmte, klar definierte Zielgruppen erarbeitet. Beispiel: FSME-Impfung („Zecken-Impfung", Impfung gegen die durch Zecken übertragenen Erreger der Frühsommer-Meningoenzephalitis) von Personen mit einem erhöhten Expositionsrisiko.

12 Literaturhinweise

12.1 Bücher und Zeitschriftenbeiträge

Antonovsky A (Hrsg.: Franke A). Salutogenese: Zur Entmystifizierung der Gesundheit. Tübingen: Dgtv-Verlag 1997 (Original erschienen: 1987: Unraveling the mystery of Health)

Egger M, Razum O (Hrsg.). Public Health- Sozial- und Präventivmedizin kompakt (2. Aufl.). Berlin, Boston: De Gruyter 2014

Gottstein A. Zukunftsaufgaben der öffentlichen Gesundheitspflege. Klinische Wochenschrift 1922; 52: 2583–2586

Habermann-Horstmeier L. Gender und Arbeitswelt. In: Weber A, Hörmann G (Hrsg.). Psychosoziale Gesundheit im Beruf. Stuttgart: Gentner Verlag 2007, 401–413

Habermann-Horstmeier L. Risikofaktor Stress. Kompaktreihe Gesundheitswesen, Band 3. Bern: Hogrefe Verlag 2017

Habermann-Horstmeier L. Public Health. Kompaktreihe Gesundheitswesen, Band 1. Bern: Hogrefe Verlag 2016

Hurrelmann K. Gesundheitssoziologie. Juventa, Weinheim 2010

Hurrelmann K, Klotz T, Haisch J (Hrsg.). Lehrbuch Prävention und Gesundheitsförderung. Bern: Huber, 4. Aufl. 2014

Naidoo J, Wills J. Lehrbuch der Gesundheitsförderung. Herausgegeben von der Bundeszentrale für gesundheitliche Aufklärung Köln. Gamburg: Verlag für Gesundheitsförderung, 2. Aufl. 2010

Richter M, Hurrelmann K (Hrsg.). Soziologie von Gesundheit und Krankheit. Heidelberg: Springer 2016

von Uexküll T, Wesiak W. Theorie der Humanmedizin: Grundlagen ärztlichen Denkens und Handelns. München, Wien, Baltimore: Urban & Schwarzenberg, 3. Aufl. 1998

12.2 Links

Allgemeine Erklärung der Menschenrechte (UN-Menschenrechtscharta). Resolution 217/A-(III) der Generalversammlung vom 10. Dezember 1948; http://www.un.org/depts/german/menschenrechte/aemr.pdf (Zugriff: 03.01.2017)

Böhm K, Tesch-Römer C, Ziese T. Beiträge zur Gesundheitsberichterstattung des Bundes: Gesundheit und Krankheit im Alter. Berlin: Robert Koch-Institut, 2009; http://www.rki.de/DE/Content/Gesundheitsmonitoring/Gesundheitsberichterstattung/GBEDownloadsB/alter_gesundheit.pdf?__blob=publicationFile (Zugriff: 03.01.2017)

Charta der Vereinten Nationen; http://www.unric.org/de/charta (Zugriff: 03.01.2017)

Constitution of the World Health Organization; http://apps.who.int/gb/bd/PDF/bd47/EN/constitution-en.pdf (Zugriff: 03.01.2017). Deutsche Übersetzung: Verfassung der Weltgesundheitsorganisation; http://www.admin.ch/opc/de/classified-compilation/19460131/200906250000/0.810.1.pdf (Zugriff: 03.01.2017)

Deklaration der Internationalen Konferenz zur Primären Gesundheitsversorgung, Alma-Ata, UdSSR 1978; http://www.gesundheitsfoerdernde-hochschulen.de/Inhalte/B_Basiswissen_GF/B9_Materialien/B9_Dokumente/Dokumente_international/1978ALMAATA_de_BZgA93.pdf (Zugriff: 03.01.2017)

Destatis. Statistik der schwerbehinderten Menschen. Kurzbericht. Wiesbaden: Statistisches Bundesamt, 2011; https://www.destatis.de/DE/Publikationen/Thematisch/Gesundheit/BehinderteMenschen/SozialSchwerbehinderteKB5227101119004.pdf?__blob=publicationFile (Zugriff: 03.01.2017)

Heberlein I. Jugendliche und junge Erwachsene: Arbeit und gesundheitliche Ungleichheit. Studienbrief zum Modul O 10.2 des Studiengangs Bachelor of Arts: Soziale Sicherung, Inklusion, Verwaltung (BASS); http://studylibde.com/doc/2222032/bass_o10.2_studienbrief-j%C3%C3%BCngere (Zugriff: 03.01.2017)

Ottawa-Charta zur Gesundheitsförderung, 1986; http://www.euro.who.int/__data/assets/pdf_file/0006/129534/Ottawa_Charter_G.pdf (Zugriff: 03.01.2017)

Siebert D, Hartmann T. Basiswissen Gesundheitsförderung. Historische Entwicklung und gesetzliche Grundlagen der Gesundheitsförderung; Hochschule Magdeburg-Stendal, Stand: 26.01.2010; http://www.gesundheitsfoerdernde-hochschulen.de/Inhalte/B_Basiswissen_GF/B1_Historische_Entw_gesetzl_Grundl/B1_Basiswissen_GF_Historische_Entw_gesetzl_Grundl.pdf (Zugriff: 03.01.2017)

Substantive issues arising in the implementation of the international covenant on economic, social and cultural rights. General Comment No. 14, 2000. The right to the highest attainable standard of health (Article 12 of the International Covenant on Economic, Social and Cultural Rights); http://data.unaids.org/publications/external-documents/ecosoc_cescr-gc14_en.pdf (Zugriff: 03.01.2017)

United Nations. International Covenant on Economic, Social and Cultural Rights, New York: 16. December 1966; http://treaties.un.org/doc/publication/UNTS/Volume%20993/v993.pdf (Zugriff: 03.01.2017)

UNO-Menschenrechts-Abkommen. Pakt I: Sozialrechte. Internationaler Pakt über wirtschaftliche, soziale und kulturelle Rechte; http://www.humanrights.ch/de/internationale-menschenrechte/uno-abkommen/pakt-i/ (Zugriff: 03.01.2017)

Von dem Knesebeck M. Gesundheitsförderung von Kindern und Jugendlichen in Sozialen Brennpunkten. Köln: Bundeszentrale für gesundheitliche Aufklärung (BZgA), 2004; http://www.bfr.bund.de/cm/343/gesundheitsfoerderung_von_kindern_und_jugendlichen_in_sozialen_brennpunkten.pdf (Zugriff: 03.01.2017)

WHO: From small beginnings. Forum Interview with Szeming Sze; http://apps.who.int/iris/handle/10665/46414 (Zugriff: 03.01.2017)

WHO: Global Strategy for Health for All by the Year 2000. Geneva 1981; http://apps.who.int/iris/bitstream/10665/38893/1/9241800038.pdf (Zugriff: 03.01.2017)

WHO Europa. Gesundheit 21 – Gesundheit für alle im 21. Jahrhundert. Europäische Schriftenreihe „Gesundheit für alle", Nr. 5; http://www.euro.who.int/__data/assets/pdf_file/0006/109761/EHFA5-G.pdf (Zugriff: 03.01.2017)

WHO Europa. Soziale Determinanten von Gesundheit. Die Fakten. Zweite Ausgabe; http://www.euro.who.int/__data/assets/pdf_file/0008/98441/e81384g.pdf (Zugriff: 03.01.2017)

WHO-Konferenzen zur Gesundheitsförderung. Meilensteine; http://www.kinderumweltgesundheit.de/index2/meilensteine/who-gefoe.html (Zugriff: 03.01.2017)

WHO-Regionalbüro für Europa. 25 Jahre Ottawa-Charta (Video). Begehung des 25. Jahrestages der Ottawa-Charta zur Gesundheitsförderung; http://www.euro.who.int/de/who-we-are/policy-documents/ottawa-charter-for-health-promotion,-1986/video-25-years-of-ottawa-charter (Zugriff: 03.01.2017)

13 Linkverzeichnis

[1] http://upload.wikimedia.org/wikipedia/commons/f/ff/Reizweiterleitung.jpg (Zugriff: 03.01.2017)

[2] http://www.who.int/en/ (Zugriff: 03.01.2017)

[3] http://www.who.int/healthpromotion/conferences/previous/ottawa/en/index4.html (Zugriff: 03.01.2017)

[4] http://www.euro.who.int/__data/assets/pdf_file/0006/129534/Ottawa_Charter_G.pdf (Zugriff: 03.01.2017)

[5] http://www.euro.who.int/de/publications/abstracts/health21-an-introduction-to-the-health-for-all-policy-framework-for-the-who-european-region (Zugriff: 03.01.2017)

[6] http://commons.wikimedia.org/wiki/File:Phenylketonuria_testing.jpg (Zugriff: 03.01.2017)

[7] http://www.deutsche-rentenversicherung.de/Allgemein/de/Navigation/5_Services/03_broschueren_und_mehr/fachliteratur/jahresbericht_node.html (Zugriff: 03.01.2017)

[8] https://commons.wikimedia.org/wiki/File:D-M011_Sicherheitsgurt_benutzen.svg (Zugriff: 03.01.2017)

[9] http://www.bzga.de/bigpix.php?id=69e4059d0a2cb8914e3ca3d6e7beb81e&w=595&h=700 (Zugriff: 03.01.2017)

[10] http://www.drugcom.de, http://www.kenn-dein-limit.de, http://www.impfen-info.de (Zugriff: 03.01.2017)

[11] http://www.bzga-avmedien.de/?id=spotthema.nichtrauchen&idx=103&spot=143 (Zugriff: 03.01.2017)

[12] http://www.bern.ch/themen/gesundheit-alter-und-soziales/gesundheit-in-der-schule/gesundheitsforderung-in-der-schule/zwaeg (Zugriff: 03.01.2017)

[13] http://www.profamilia.de/fileadmin/landesverband/lv_hessen/titel_bild.png (Zugriff: 03.01.2017)

[14] http://www.mehr-bewegung-in-die-schule.de (Zugriff: 03.01.2017)

[15] http://www.gesundheitliche-chancengleichheit.de/praxisdatenbank/sport-und-bewegungsangebote-fuer-sozial-benachteiligte-kinder/ (Zugriff: 03.01.2017)

[16] http://www.leitbegriffe.bzga.de/?uid=9c1f3d5edd0e64de7409d0cd04bf7ec7&id=angebote&idx=169 (Zugriff: 03.01.2017)

[17] http://www.neuepresse.de/Hannover/Meine-Region/Wennigsen/Nachrichten/Jugendliche-Mitreden-bei-Gestaltung-der-Skateranlage (Zugriff: 03.01.2017)

[18] http://www.schulebewegt.ch/ (Zugriff: 03.01.2017)

[19] http://sport.winterthur.ch/fileadmin/user_upload/Sportamt/NL_Bewegungstipps_Schulsport/BT_2013/05/logo_schulbewegt.jpg (Zugriff: 03.01.2017)
[20] http://www.hphnet.org/ (Zugriff: 03.01.2017)
[21] http://dngfk.de/ (Zugriff: 03.01.2017)
[22] http://www.infoline-gesundheitsfoerderung.de/ca/j/hej/#aaaaaaaaaaaahlw (Zugriff: 03.01.2017)
[23] http://www.fgoe.org/presse-publikationen/downloads/fotos-grafiken/infografiken/gesundheitsdeterminanten-farbe-gezeichnet/?searchterm=Dahlgren (Zugriff: 03.01.2017)
[24] http://www.euro.who.int/__data/assets/pdf_file/0006/184155/The-European-Health-Report-2012,-1.-Where-we-are.pdf (Zugriff: 03.01.2017)
[25] http://www.rki.de/DE/Content/Gesundheitsmonitoring/Gesundheitsberichterstattung/GBEDownloadsB/alter_gesundheit.pdf;jsessionid=12123F4B8FA468B3D81F42B95D1A9257.2_cid381?__blob=publicationFile (Zugriff: 03.01.2017)
[26] http://www.bmas.de/SharedDocs/Downloads/DE/PDF-Publikationen/a125-13-teilhabebericht.pdf;jsessionid=3D561BA4CC3B6CC7EFA81C287051BEF2?__blob=publicationFile&v=2 (Zugriff: 03.01.2017)
[27] https://www3.arbeitsagentur.de/web/content/DE/dienststellen/rdn/schwerin/Agentur/BuergerinnenundBuerger/MenschenmitBehinderung/index.htm (Zugriff: 03.01.2017)
[28] http://countertobacco.org/ (Zugriff: 03.01.2017)
[29] http://www.leitbegriffe.bzga.de/bot_angebote_idx-181.html (Zugriff: 03.01.2017)
[30] http://www.gip-intensivpflege.de/ausserklinische-intensivpflege/ratgeber-intensivpflege/aktuelle-news/gesundheitskompetenz/ (Zugriff: 03.01.2017)
[31] http://www.aerzteblatt.de/archiv/78431/Arztgespraech-Der-muendige-Patient-als-Herausforderung (Zugriff: 03.01.2017)
[32] http://www.neue-wege-im-bem.de/node/139 (Zugriff: 03.01.2017)
[33] http://www.jura.fu-berlin.de/fachbereich/einrichtungen/oeffentliches-recht/emeriti/pestalozzac/materialien/staatshaftung/Pestalozza_Bundesgesundheitsbl_2007.pdf (Zugriff: 03.01.2017)
[34] http://www.kas.de/upload/dokumente/verlagspublikationen/Volkskrankheiten/Volkskrankheiten_kirchhof.pdf (Zugriff: 03.01.2017)
[35] Luy M. Lebenserwartung in West- und Ostdeutschland; http://www.lebenserwartung.info/index-Dateien/ledeu.htm (Zugriff: 03.01.2017)
[36] Mensink GBL et al. Übergewicht und Adipositas in Deutschland (DEGS1), Bundesgesundheitsbl 2013; 56: 786–794; http://edoc.rki.de/oa/articles/rec5I0tIFMfd2/PDF/23JuqX9byg62Q.pdf (Zugriff: 03.01.2017)
[37] Gesundheitsberichterstattung des Bundes; http://www.gbe-bund.de/gbe10/abrechnung.prc_abr_test_logon?p_uid=gast&p_aid=0&p_knoten=FID&p_sprache=D&p_suchstring=4230::BMI#TAB2 (Zugriff: 03.01.2017)
[38] Lampert T. GBE-Kompakt. Rauchen – Aktuelle Entwicklungen bei Erwachsenen, Robert Koch-Institut 2011; http://edoc.rki.de/series/gbe-kompakt/2011-9/PDF/9.pdf (Zugriff: 03.01.2017)

[39] http://www.bmg.bund.de/themen/praevention/betriebliche-gesundheitsfoerde rung/best-practice-baden-wuerttemberg/projekte-gesundheitsmanagement.html (Die Seite wurde leider inzwischen vom Bundesministerium vom Server genommen.)

[40] http://www.kindergartenpaedagogik.de/1720.html (Zugriff: 03.01.2017)

[41] https://www.testzentrale.de/shop/dortmunder-entwicklungsscreening-fuer-den-kindergarten-revision.html (Zugriff: 03.01.2017)

[42] http://www.zbv.uni-luebeck.de/index.php?id=91 (Zugriff: 03.01.2017)

[43] http://dgk.de/gesundheit/impfen-infektionskrankheiten/impfschutz-fuer/men schen-ab-60.html (Zugriff: 03.01.2017)

[44] http://www.aerzteblatt.de/archiv/11800 (Zugriff: 03.01.2017)

[45] http://www.aok-gesundheitspartner.de/bund/reha/leistungen/geriatrie/index. html (Zugriff: 03.01.2017)

[46] https://www.in-form.de/fileadmin/redaktion/Profi/Aktuelles/HTA242_Bericht_ pdf.pdf (Zugriff: 03.01.2017)

[47] http://ec.europa.eu/health/ph_determinants/life_style/nutrition/green_paper/ nutritiongp_co171_en.pdf (Zugriff: 03.01.2017)

[48] http://www.schuleundgesundheit.hessen.de/themen/sucht-gewaltpraevention/ projekte/rauchfreie-schule.html (Zugriff: 03.01.2017)

[49] http://www.rki.de/DE/Content/Gesundheitsmonitoring/Themen/Sozialer_ Status/sozialer_status_node.html (Zugriff: 03.01.2017)

[50] https://www.rki.de/DE/Content/Gesundheitsmonitoring/Gesundheitsberichterstattung/GBEDownloadsT/migration.pdf?_blob=publicationFile (Zugriff: 03.01.2017)

14 Abkürzungsverzeichnis

BMI	Body Mass Index
BR Deutschland	Bundesrepublik Deutschland
BZgA	Bundeszentrale für gesundheitliche Aufklärung
bzw.	beziehungsweise
DAEM	Deutsche Akademie für Ernährungsmedizin
DGEM	Deutsche Gesellschaft für Ernährungsmedizin
Dr. med.	Doktor der Medizin
DSWD	Du seisch wo düre; Gesundheitsförderungsprojekt der Stadt Bern
engl.	englisch
etc.	et cetera, und so weiter
FSME	Frühsommer-Meningoenzephalitis
GdB	Grad der Behinderung
GG	Grundgesetz
ggf.	gegebenenfalls
HAPA	Health Action Process Approach; sozial-kognitives Prozessmodell gesundheitlichen Handelns
HEDE	„Health-Ease" + „Dis-Ease" (nach Antonovsky)
HFA	Health for All by the Year 2000
HP Logo	Health Promotion Logo, Gesundheitsförderungslogo
IUHPE	International Union for Health Promotion and Education
Kap.	Kapitel
kg	Kilogramm
km	Kilometer
lat.	lateinisch
MPH	Master of Public Health
Reha	Rehabilitation
s.	siehe
SGB	Sozialgesetzbuch
SHB	Steinbeis-Hochschule Berlin
SOC	Sense of Coherence
TSM	Theorie der Schutzmotivation
TTM	Transtheoretisches Modell
u.a.	unter anderem
UdSSR	Union der Sozialistischen Sowjetrepubliken (1922–1991)
UN	United Nations
USA	United States of America

v. a.	vor allem
VIPH	Villingen Institute of Public Health
vgl.	vergleiche
WHO	World Health Organization
z. B.	zum Beispiel

Stichwortverzeichnis

Kurzvita

Lotte Habermann-Horstmeier

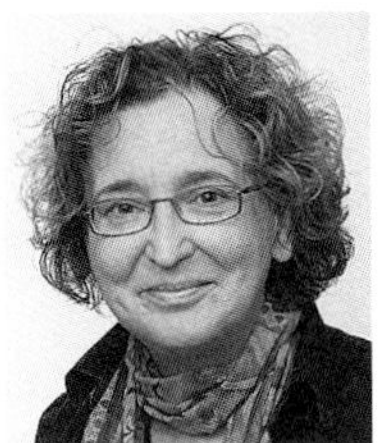

Gesundheitsförderung und Prävention

Die Autorin
Dr. med. Lotte Habermann-Horstmeier, MPH
Leiterin des Villingen Institute of Public Health (VIPH) der Steinbeis Hochschule Berlin (SHB)

Studium der *Humanmedizin* an der Philipps-Universität Marburg. Dort Promotion zum Dr. med. im Bereich Neurophysiologie. Ernährungsmedizinerin DAEM/ DGEM. Master-Studium *Public Health* an den Universitäten Basel, Bern und Zürich (Schweiz).

E-Mail: Habermann-Horstmeier@viph-steinbeis-hs.de